事例をとおしてわかる・書ける

看護記録
ファーストガイド

編集
清水 佐智子

編集協力
鹿児島大学病院看護部

医学書院

事例をとおしてわかる・書ける
看護記録ファーストガイド

発　行　2018年11月1日　第1版第1刷Ⓒ

編　集　清水佐智子
　　　　しみずさちこ

発行者　株式会社　医学書院
　　　　代表取締役　金原　俊
　　　　〒113-8719　東京都文京区本郷1-28-23
　　　　電話　03-3817-5600(社内案内)

印刷・製本　三美印刷

本書の複製権・翻訳権・上映権・譲渡権・貸与権・公衆送信権(送信可能化権を含む)は株式会社医学書院が保有します

ISBN978-4-260-03660-3

本書を無断で複製する行為(複写,スキャン,デジタルデータ化など)は,「私的使用のための複製」など著作権法上の限られた例外を除き禁じられています.大学,病院,診療所,企業などにおいて,業務上使用する目的(診療,研究活動を含む)で上記の行為を行うことは,その使用範囲が内部的であっても,私的使用には該当せず,違法です.また私的使用に該当する場合であっても,代行業者等の第三者に依頼して上記の行為を行うことは違法となります.

JCOPY　〈出版者著作権管理機構　委託出版物〉
本書の無断複製は著作権法上での例外を除き禁じられています.複製される場合は,そのつど事前に,出版者著作権管理機構(電話 03-3513-6969,FAX 03-3513-6979,info@jcopy.or.jp)の許諾を得てください.

はじめに

　本書を手に取っていただき，ありがとうございます。

　対象の命をあずかる看護師には，常に「事実を正確に伝える」ことが求められますが，その役割を担うものの1つが，看護記録です。記録は，思いつくままに時間の経過に沿って書けばよいというものではなく，看護の視点で状況や場面を観察し，理解したうえで，論理性というルールにもとづいて書くことが大切です。正確で適切な観察からとらえた事実，そこからのアセスメント，看護の方向性を言語化することを，難しいと感じている看護師は少なくないと考えます。とらえた事実を他者に正確に文章で伝えられるようになるには訓練が必要です。

　そこで，本書では「看護記録とは」や「看護における記録の役割」などの基本を丁寧に振り返りながら，事実を書くとはどういうことか，また看護職としてどのようなことを記載する必要があり，どのように書くと伝わりやすいか，どのような書き方が好ましくないのかなどを，事例を交えて解説します。

　本書の総論では，最初に，記録の目的や意義，構成要素，法との関連など，記録の基本について解説しています。また，臨床で働く看護師のみなさんに「看護記録にまつわる困ったこと」をヒアリングし，疑問や迷いに答えるお悩み相談型のＱ＆Ａも掲載しています。それらは，みなさんがもつ悩みに近いものがあると思います。さらに，相談を受けることが多いアセスメントについて，「アセスメント再考」の項目を設け，その考え方や具体的な書き方について説明しています。アセスメントを書くことに苦手意識をもっている方にとっては，この項目が役立つでしょう。

　各論は，事例をもとに，新人看護師が書いた記録を，先輩看護師が会話形式で指導する形になっています。会話のなかで，先輩看護師がなぜその記録が望ましくないのかを優しく説明したり，後輩看護師と一緒に考えたりしていますので，根拠を理解しながら気軽に読み進めることができるでしょう。

　みなさんの日々の実践はとても尊いものです。それらを記録に丁寧に残すことが，みなさんの重要性を社会に示す役割を担っていることを忘れないでください。

　本書をお読みいただくことで，みなさんの記録に関する疑問や悩みが解消され，記録に向かう意欲が高まることを願います。

　本書の出版にあたり，細やかにご配慮，ご尽力くださった医学書院の木下和治氏と大石橋拓也氏に深くお礼申し上げます。

　　2018年9月

清水佐智子

編集・編集協力・執筆協力一覧

▶ 編集
清水佐智子　　鹿児島大学医学部保健学科看護学専攻・准教授

▶ 編集協力
鹿児島大学病院看護部

▶ 執筆協力（掲載順）
屋久裕美　　鹿児島大学病院看護部・副看護師長
白橋有人　　鹿児島大学病院看護部・救急看護認定看護師
永川恵子　　鹿児島大学病院看護部・副看護師長
松﨑奈穂子　鹿児島大学病院看護部・副助産師長
前田真矢　　鹿児島大学病院看護部・副看護師長
塗木さゆり　鹿児島大学病院看護部・副看護師長
山口京子　　鹿児島大学病院看護部・副看護師長
肱岡奈津子　鹿児島大学病院看護部・副看護師長
井手迫和美　鹿児島大学病院看護部・糖尿病看護認定看護師
高山直子　　鹿児島大学病院看護部・慢性心不全看護認定看護師
中野宏美　　鹿児島大学病院看護部・認知症看護認定看護師
田畑真由美　鹿児島大学病院看護部・緩和ケア認定看護師
内山美香　　鹿児島大学病院看護部・副看護師長
竹原沙織　　鹿児島大学病院看護部
小栗由貴子　鹿児島大学病院看護部
宮薗幸江　　鹿児島大学病院看護部・副看護部長
落合美智子　鹿児島大学病院看護部・副看護部長

目次

総論

看護記録とは　清水佐智子　2
1. 看護記録は何のために書くのか　2
2. 看護記録と法との関連　4
3. 看護記録の構成要素と特徴　10
- SOAPによる記録に関するQuestion Time　20

記録のココが苦手！　清水佐智子　26
- 先輩看護師の悩みに関するQuestion Time　26
- 新人看護師の悩みに関するQuestion Time　31

アセスメント再考　清水佐智子　40
1. アセスメントとは　40
2. アセスメントに中範囲理論と研究結果を活用する　41
3. アセスメント記載時の留意点　46

各論

インシデント関連（記録形式：経時記録）　51
❶ 転倒・転落　清水佐智子・屋久裕美　52
❷ 急変　清水佐智子・白橋有人　57
❸ 無断外出　清水佐智子・永川恵子　62
❹ 誤薬　清水佐智子・松﨑奈穂子　67

- ❺ 胃管チューブの自己抜去　清水佐智子・前田真矢　71
- ❻ 血管外漏出　清水佐智子・塗木さゆり　77
- ❼ 配膳間違い　清水佐智子・山口京子　81
- ❽ 点滴の流量間違い　清水佐智子・肱岡奈津子　85

患者への教育指導関連（記録形式：SOAP） 91

- ❶ 糖尿病患者への食事指導　清水佐智子・井手迫和美　92
- ❷ 慢性心不全患者への食事指導　清水佐智子・高山直子　97

患者の状態観察，アセスメント，かかわり関連（記録形式：SOAP） 101

- ❶ せん妄　清水佐智子・中野宏美　102
- ❷ 不安　清水佐智子・田畑真由美　107
- ❸ ドレーンの観察　清水佐智子・内山美香　112
- ❹ 褥瘡　清水佐智子・竹原沙織　119

インフォームド・コンセント関連 125

- ● 今後の治療について医師より説明があった場面　清水佐智子・小栗由貴子　126

看護サマリー 131

- ● 転院時　清水佐智子・宮薗幸江　132

カンファレンス記録 141

- ● 看護師間カンファレンス　清水佐智子・落合美智子　142

索引　150

イラスト　　　　　赤江橋洋子
装丁・デザイン　　hotz design inc.

総論

看護記録とは

◆

記録のココが苦手！

◆

アセスメント再考

総論 看護記録とは

　「よい看護記録を速く書きたい」は，多くの看護師がもつ願いです。「短時間でよい記録を書きたい，しかし難しい」と感じられるとしたら，それはなぜでしょう。記録は患者個々に書きますが，患者の状況は1人ずつ異なるため，他者が書いたものを真似て書くことができないためと考えます。その記録でよいかどうかを，それぞれの看護師が自身で判断しなければならないのです。その判断ができるためには，アセスメント能力はもちろんですが，記録の基本を十分に理解していることが重要です。そこで，まず記録の基本を確認していきましょう。

1. 看護記録は何のために書くのか

1 よい記録とは

　みなさんがめざす"よい記録"とはどのようなものでしょう。記録の本来の意味を広辞苑(第七版)で確認すると，「①のちのちに伝える必要から，事実を書きしるすこと。また，その文章，②競技などの成績・結果。特にその最高のもの，③物事の状態・結果などを数値で表したもの」とあります(番号は筆者記載)[1]。看護記録に関連が深いのは①と③ですが，①の"伝える"と"事実"に注目すると，一般的な"よい記録"とは事実が書かれ，誰が読んでも同じように伝わるものとなるでしょう。

　では，看護記録における"よい記録"はどのようなものでしょうか。日本看護協会の看護業務基準[1]「1-3 看護実践の方法」の「1-3-5 看護実践の一連の過程を記録する」には，看護記録は"客観的"であること，"情報共有しやすい"形とするよう記載されています[2]。また，同じく日本看護協会による『看護記録に関する指針』には，記載時の注意点として「事実を正確に記載する」があがっています[3]。つまり，よい

> **1-3-5 看護実践の一連の過程を記録する**(一部抜粋)
> 　看護実践の一連の過程の記録は看護師の思考と行為を示すものである。その記録は，看護実践の継続性と一貫性の担保，評価及び質の向上のため，客観的で，どのような看護の場においても情報共有しやすい形とする。それは行った看護実践を証明するものとなる。

---

[1] 保健師助産師看護師法で規定されたすべての看護師に共通の，看護実践の要求レベルと看護師の責務を示すもの。

看護記録とは,「客観的な事実が正確に書かれ,情報共有に役立つもの」といえるでしょう。

また,看護記録は,『看護記録に関する指針』では「あらゆる場で看護実践を行うすべての看護職の看護実践の一連の過程を記録したもの」,看護業務基準では「看護師の思考と行為を示すもの」となっています。ここでの「思考」はアセスメントを,「行為」は看護師が実施したケアおよび観察などをさします。記録には,看護師が行ったことやその内容だけでなく,何を根拠にそれをしたのかという理由を示すことも求められているといえます。

2 看護記録の意義と目的

「もし看護記録を書かなくてよかったら,もっと患者にかかわることができるのに」と思ったことはありませんか。日々臨床で活躍するみなさんにとっては,記録に要する時間が長いと感じるかもしれません。しかし,記録がなかったり,内容が乏しかったりしたら,困る状況になることはすでにおわかりですね。記録は何のために書くのか,どのようなことに役立っているのかなどを,看護の視点で振り返ってみましょう。

看護理論などから看護のめざすところを考えると,「対象の自然治癒力向上をはかる,健康障害を予防するために対象によりよいケアを提供する」となるでしょう。よいケアを提供する原点は,対象にまつわる正確な情報を得ることと,その情報をスタッフ間で共通理解することです。その情報を伝達・交換するうえで,記録は重要な役割をはたします。交代勤務をしつつ,すべての看護師が同じ質のケアを個々の患者に提供できるようにするには,スタッフ間で情報を共有することが欠かせません。

日本看護協会が看護記録の目的を掲示していますので,確認してみましょう(**表1**)[4]。記録の目的や重要性,意義を理解しておくことは,記録への前向きな姿勢につながります。

表1　看護記録の目的

❶看護の実践を証明する	専門的なアセスメントにもとづいて,看護を実践しました,ということを証明する
❷看護実践の継続性と一貫性を担保する	看護記録の情報共有に活用し,質の高い看護を継続的に,かつ,複数の看護師が同じレベルのケアを提供できるようにする
❸看護実践の評価および質の向上をはかる	日々の看護の振り返りや評価に用いる。また,看護研究などに活用して,よい点や課題の明確化をはかり,今後の望ましい看護実践につなげる

※吹き出し部分は,著者による解釈。

(日本看護協会:看護記録に関する指針. p 2, 日本看護協会, 2018)

1. 看護記録は何のために書くのか

3 専門家としての記録

　看護記録を書くうえで意識したいのは,「専門家として看護の必要性を認識し,適切に看護を実践したことを証する」ことと考えます。看護必要度の評価において,記録がなければ,「看護師はケアをしていない,患者は自立しており自分でできる」と解釈されることはご存知ですね。日々の看護実践を丁寧に記録に残すことは,看護の専門性を示すことにもなります。「専門職としての役割を認識し,責任をもって記録を書く」という姿勢をもつことが求められます。専門職による適切な記録は,看護師の社会的地位の向上にも寄与するでしょう。

2. 看護記録と法との関連

1 看護記録と法

　看護記録は,法律で書くことが定められているのでしょうか。医師の診療記録においては,医師法第二四条1項に「医師は,診療をしたときは,遅滞なく診療に関する事項を診療録に記載しなければならない」との記載があります[5]。また,助産師についても,保健師助産師看護師法の第四二条1項に「助産師が分べんの介助をしたときは,助産に関する事項を遅滞なく助産録に記載しなければならない」とあります[6]。しかし,保健師助産師看護師法上には看護記録に関する規定はなく,法律で書くことが決められているわけではないのです。けれども,法制化されていないので書かなくてもよい,とはなりません。実は,さまざまな基準において,看護記録が必要と規定されているのです（表2）[7]。

2 医事裁判の現状

　医療に関する裁判の件数は,平成16年の1,110件を頂点に減少しはじめ,平成25年以降は800件台で推移しています[10]。その要因の1つとして,平成19年から裁判によらない紛争解決手段（alternative dispute resolution：ADR）が導入されたことが考えられます（p5, NOTE）。ADRにより,平成23年までの5年間で789件が処理され,和解が成立した率は290件（37％）となっています[14]。しかし,平成29年（速報値）では,医療に関する裁判の件数は前年より40件増え,全体的に増加傾向となっています。ADRの導入にもかかわらず,裁判例が増えているというデータから,医療紛争全体が増加していると考えてよいでしょう。

表2 看護記録に関する現行法令上の規定（抜粋）

分類	法令，基準など	規定内容
病院（地域医療支援病院・特定機能病院）の施設基準	医療法 医療法施行規則	看護記録は，地域医療支援病院および特定機能病院の施設基準などの1つである「診療に関する諸記録」と規定されている（2年間保存）。
保険医療機関における基準等	健康保険法 老人保健法	保険医療機関は，療養の給付の担当に関する帳簿および書類その他の記録（看護記録が含まれる）をその完結の日から3年間保存しなければならない。
	基本診療料の施設基準等及びその届出に関する手続きの取扱いについて	入院基本料等の施設基準等[8]：看護に関する記録としては，看護体制の1単位ごとに記録（患者個人については，経過記録，看護計画）がなされている必要がある。
訪問看護ステーション運営に関する基準	介護保険法：指定居宅サービス等の事業の人員，設備及び運営に関する基準	訪問看護計画書および訪問看護報告書についての作成，整備などが義務づけられている（2年間保存）。
	健康保険法，老人保健法：指定訪問看護及び指定老人訪問看護の事業の人員及び運営に関する基準	訪問看護計画書および訪問看護報告書についての作成，整備などが義務づけられている（2年間保存）。
看護必要度（Ver. 6）[9]評価の根拠	看護必要度（Ver. 6）	根拠：評価は，観察と記録にもとづいて行い（中略），記録から同一の評価を導く根拠となる記録を残しておく必要がある。記録がなければ，看護師はやっていない（患者が自分でできる）と判断される。

〔厚生労働省：第10回「医療安全の確保に向けた保健師助産師看護師法等のあり方に関する検討会」─資料1 看護記録に関する現行法令上の規定（抜粋），2005 をもとに作成〕

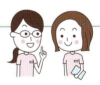

ADR について

　裁判によらない紛争解決手段のことで，行政機関や民間機関による和解，あっせん，仲裁および民事調停・家事調停，訴訟上の和解などをいいます[11]。弁護士会や社団法人，民間団体が実施する仲裁・調停・あっせんの手続きや，裁判所による民事調停や家族調停も含まれます[12]。ADR の長所として，①費用が廉価，②紛争解決までの時間が短い，③手続きの簡素化，④日程調整など当事者の意向に応じる柔軟性，⑤裁判所の負担軽減（二次的長所）が考えられます[13]。

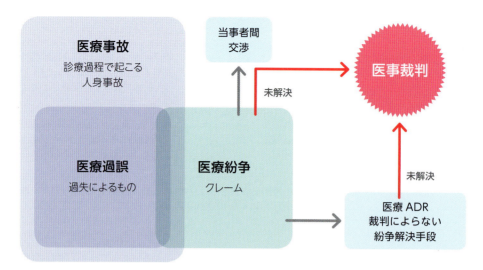

図1 事故と裁判との関係
(荒井俊行, 井上智子, 高瀬浩造, ほか：裁判例から読み解く 看護師の法的責任. pp 7-11, 日本看護協会出版会, 2010 を参考に作成)

さて，ここでは紛争という言葉を使っていますが，医療紛争とは，患者や家族が医療者側にクレームをつけることです。これには裁判に至らず和解となるものも含まれます（**図1**）[15]。また，医療事故と医療過誤の違いについて，医療安全対策検討会議の報告書によると，「医療事故とは，医療にかかわる場所で医療の全過程において発生する人身事故一切を包含し，医療従事者が被害者である場合や廊下で転倒した場合なども含む。一方，医療過誤は，医療事故の発生の原因に，医療機関・医療従事者に過失があるものをいう」となっています[16]。正しい知識を得ておくことは不安の緩和と適切な行動につながりますので，概要を整理しておきましょう。

3 医療従事者および病院が損害賠償責任を負うための要件

医療事故が発生し，過失があると認められた際に医療者が負う責任や受ける処分には3つあります。それは，民事責任，刑事責任，行政処分です（**表3**）[15]。

ここでは，最も頻度が高い民事責任について説明します。その刑罰は損害賠償，つまり賠償金の支払いですが，民事責任において医療者が問われる内容は以下のとおりです。

- 債務不履行責任（やらなければならないことを確実に行ったかどうか）
- 不法行為責任（故意または過失により，他者の権利を侵害，損害したかどうか）

これらは，学生時代に聞いたことがあるのではないでしょうか。上記が成立するための要件は以下の①～③です。

❶ 損害が発生した。
❷ 医療行為（不作為を含む）と損害との間に因果関係がある。
❸ 過失がある。

表3　医療者が負う責任

責任	刑罰	問われる内容
民事責任	損害賠償（原告※へ賠償金の支払い）	損失（治療費・収入減などの経済的損失，精神的苦痛などの精神的損失）に対する賠償
刑事責任	懲役 禁固 罰金（国庫へ納付）	国家が刑罰を科す犯罪に該当するか
行政処分	戒告 業務停止 免許取り消し	医療業務に従事するにふさわしい資質などを備えているか

※訴えた側
（荒井俊行，井上智子，高瀬浩造，ほか：裁判例から読み解く　看護師の法的責任. pp 7-11, 日本看護協会出版会, 2010を参考に作成）

①～③の要件に当てはまるかどうかが裁判で問われ，上記がそろった場合は損害賠償が発生します。

4 医事裁判と記録[17]

　裁判の証拠には，看護記録を含む診療記録や画像，検査データのすべてが含まれます。なかでも看護記録は，患者の状況が最も詳細に記載されていると考えられており，重要な証拠となります。看護実践の明確な記載は，適切な医療や看護を実践したことの証です。みなさんが書き残す記録は，非常に重要な役割を担っていることがわかりますね。

　また，記録に記載された内容はすべて真実と解釈されます。記載間違いがあった場合でも，それが事実と認定されます。なぜならば，記録は，①その都度作成するという原則にもとづくもの[2]，②医の倫理に則って書かれるもの，ととらえられているためです。一般に，命をあずかる医療者が真実ではないことを書くことや，間違いを犯すことはないと考えられていることから，医療従事者は記録においても社会的責任が求められているといえるでしょう。記録は，それだけ重要なものであることを再確認しましょう（p 8, **NOTE**）。

[2]『看護記録に関する指針』にも「看護記録は遅滞なく記載することを基本とする」との記載がある[18]。

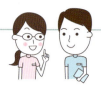

訴訟を防ぐために

　岩井は，医事紛争防止のキーワードとして，「説明」「記録化」をあげています[19]。その理由として，説明義務違反を問われる案件が多いこと，カルテへの記録が十分でないために解決が難渋することが多い点を指摘しています[20]。以下では，このキーワードをもとに訴訟を防ぐためのポイントを解説します。

①本当のインフォームド・コンセントを理解する

　説明義務については，患者の自己決定権が侵害されていないかどうかが論点となります。自己決定権の行使を保障するものは，インフォームド・コンセントですが，みなさんはこの言葉をどのように理解しているでしょうか。

　身近な例をあげて説明しましょう。あなたが新車を購入したいと考え，ディーラーを訪れたとします。すでに種々の情報を得て，ある程度のことは決めているでしょうが，そのほかに，どのような情報がほしく，どのような人に対応してほしいですか。人によって希望する情報は異なるでしょうが，機能や特徴，同レベルの車の有無と相違，乗った感覚，値段などがあるでしょう。そして，知識が豊富で説明がわかりやすく，相談しやすい人がよいと考えるのではないでしょうか。ディーラーの売りたい車だけを一方的に勧められ，質問できなかったり，質問の答えが得られない状況であれば満足しないですね。さらに，購入後にトラブルが発生し，事前にその説明がなかったとしたら，憤慨するでしょう。車は決して安い買い物ではありませんから慎重になります。この状況を医療にあてはめて考えてみると，ことさら身体に侵襲を及ぼす医療処置を受ける際には，より慎重にならざるを得ません。

　医療におけるインフォームド・コンセントは，医療者が伝えたい情報を説明することではありません。患者が自己決定できるために必要な情報を医療者が提供し，患者がそれらを理解して十分に吟味，納得のうえで意思決定をする，最終的に両者が合意をはかることを意味します。医療者が提供した情報が不足していた場合，治療に問題がない状況であっても，説明義務違反に問われる可能性があります。

②面談に同席するときの看護師の役割を理解する

　みなさんが病状説明の場に同席する目的は何でしょう。治療方針を理解するためでしょうか。それもありますが，看護師が面談に同席する際に重要なのは，患者の病状の受け止め状況および反応(心情)を把握することです。それにより，今後の治療や生活がスムーズに進むための支援などを検討することができます。また，その場に立ち会うことで同じ時間を共有できるため，患者が安心感を得るなど同席そのものがケアになる場合もあります。記録には，看護師が観察した患者の様子や実践したケア，また「質問がないかや理解できたかどうか確認した，疑問があればいつでも言ってくださいと伝えた」などを明

(つづく)

確に記載しましょう。

③患者の認識を理解し，支援する

　治療に関する説明は医師から行われますが，面談の場面で患者は緊張していることが多く，1回の説明では理解できていなかったり，忘れてしまったりすることは十分に起こり得ます。そのため，看護師は，医師から提供された内容を患者がどのように受け止めているかを確認し，認識が十分ではないと考えられる際は再び説明の機会を設けるなど，患者が情報を正確に理解できるように援助する必要があります。

④医療者と患者の視点の相違を理解し，かかわる

　医療者からの説明と患者の認識に関して，もう1つ押さえておきたいことがあります。それは，両者の視点の相違です。医療者は，身体への影響をおもとした生物学的な見地で説明を行いますが，患者は，命の物語的な視点（人生計画，価値判断，選好の理由）で説明を受け止めるということです[21]。みなさんがある病気を患っていることがわかり，入院治療が必要となったとします。そのとき，治療や副作用だけでなく，それらと同等のレベルで，仕事や家族への影響を懸念するでしょう。医療者は治療効果や副作用などをおもに説明しますが，患者が生活や仕事への影響も念頭においていることを忘れず，患者の受け止めを理解し，かかわりましょう。患者を生活者としてとらえ，理解することが看護師としての専門性でもあります。視点の相違が存在する可能性を意識してかかわることは，相手の心情に近寄ることをうながします。

⑤医師と看護師の記載内容を統一する

　記録では，医師と看護師の記載内容に齟齬がないことも重要なポイントです[22]。患者の病状などを憶測で記載せず，疑問がある場合は医師に確認し，共通認識をしたうえで記録に残しましょう。看護師が「○○が心配」と書いたことに対する治療がされず，家族が疑問をもち訴訟になった実例があります。このとき実際には，看護師が懸念した状況は発生していませんでした。誤解をまねく可能性がある内容や表現になっていないか，十分に気をつけて書くことと，患者が納得できるように対等な立場で十分な説明を行い，ともに治療を進めていくことが裁判を遠ざけることになるといえます。

3. 看護記録の構成要素と特徴

1 看護記録の構成要素と記載内容

　看護記録は基本的に，基礎（初期）情報，看護診断（または問題リスト），看護計画，経過記録（フローシート含む），看護サマリーで構成されます（表4）。

1 基礎（初期）情報

　患者が入院してきた際，症状やADLに加え，既往歴，家族構成，喫煙の有無などのさまざまな情報を収集します。これらの情報を系統立てて整理するための用紙が基礎情報用紙です（表5）。分類された枠のなかに種々の情報を書き込むことで，全体像の把握や問題点の抽出が容易になります（p13）。もし情報がバラバラに記録されていたら，何が問題でどんなケアをすればよいか判断できず，戸惑いますね。

　ただ，「なぜこれほどたくさんのことを基礎情報用紙に書かなければならないのか」「現在問題が生じている部分だけ見ればよいのでは」と疑問に思われた人もいるかもしれません。人は問題が生じている部分に注目しがちですが，その問題がほかの領域と深く関連していることが実は多くあるのです。たとえば，背部に痛みを感じる場合，背部の異常を懸念しがちですが，痛みが内臓疾患に起因する場合があります。また，がんで亡くなった家族や友人と同じ部位に痛みが生じた人は，自分も進行性の

表4　看護記録の構成要素と記載内容

種類	記載内容
基礎（初期）情報	患者の個別情報を記載する。受診に至った経緯，現在の症状，治療目的，疾患や治療に関する患者の受け止め，既往歴，ADLの状況，喫煙・飲酒などの生活習慣，家族背景などが記載されるため，患者の全体像をつかむことができる。情報は，看護問題の抽出や看護計画の立案に役立つ。
看護診断（または問題リスト）	基礎情報などから見出された，患者が抱えているまたは今後予測される問題，ウエルビーイングの推進（すでに好ましい状態が保たれており，それが継続できるよう支援する）の看護診断名を記載する。優先度が高いものから順にナンバリングして記入する。診断の根拠も同時に記載する。
看護計画	患者に実施する看護援助の内容や具体的な方法を記載する。方法を具体的かつ詳細に書くことにより，個別性を示すことができる。評価日を設定し，記載しておく。評価日には，計画を実施したことで問題がどうなったか，および計画が適切であったかどうかの評価を行う。計画を終了する，修正する，新たな問題を追加する，などを判断して記載する。
経過記録	治療・検査の内容や実施前・中・後の患者の状況，看護師のアセスメントと実施したケア，問題の状況などを記載する。叙述的な記録とフローシートがある。叙述的な記録には，経時記録，フォーカスチャーティング，SOAP記録がある。フローシートには，体温，血圧，脈拍などのバイタルサインをおもに記載する。観察・測定・実施した内容は数字や折れ線グラフなどで記入する。
看護サマリー	患者の経過や現状，今後の問題点の概要を記載する。看護のまとめとして，また，他院や他施設への転院時はケアの継続をはかるために活用される。

〔日本看護協会（編）：看護記録および診療情報の取り扱いに関する指針——看護記録の整備．p31，日本看護協会出版会，2005を参考に作成〕

表5 基礎情報用紙の記載例

		アセスメント
1 ヘルスプロモーション	療養法：①有（内服薬：アムロジンOD 5 mg 1錠 朝） ②無 生活パターン：①規則的 ②不規則 ③その他（　） 健康維持・増進行動：①有（休日は20分間 犬の散歩に行く） ②無 嗜好品（喫煙）：①有（20本/日×25年） 受診して辞めた ②無 　　　　　（飲酒）：①有（ビール500 mL/日） ②無 アレルギー：①有（エビ） ②無 その他関連事項（内服薬は自分で管理している，たまに飲み忘れあり）	入院前まで毎日飲酒，受診前まで1日20本喫煙していたこと，時々内服忘れがあることなどから，健康を促進する行動がとれにくい可能性がある。退院後の禁煙と，飲酒の制限，内服薬管理ができるための援助が必要
2 栄養	身長：173 cm　体重：76 kg　BMI：25 体重の変化：①有（2か月で2 kg増えた） ②無 食習慣：1日3回　①規則的 ②不規則 ③その他（　） 食事の好き嫌い：①有（野菜は苦手，エビのアレルギー） ②無 食欲：①有 ②無（理由：　） 嚥下困難：①有（　） ②無 血清総蛋白質：7.5 g/dL，アルブミン：4.3 g/dL その他（Hb：15 g/dL, RBC：450万/μL，空腹時血糖値：218 mg/dL，HbA1c：7.2%） その他関連事項（残業のときは食事が遅くなりがちで，22時ごろたくさん食べる）	仕事柄，食事が不規則で，夕食を遅い時間に多く摂取する傾向がある。さらに，野菜を摂取しないことが肥満傾向や血糖値に影響している可能性がある。退院後も継続して食事管理が必要である。<u>エビのアレルギーがある</u>
3 排泄と交換	排便：回数　1回/日　①ふつう ②下痢（　） ③便秘（　） 薬剤使用：①有（　） ②無　腹部症状：①有（　） ②無 排尿：回数　10回/日　夜間1回 尿の状態：入院時　尿糖（＋），尿蛋白（＋），尿潜血（−） 便の状態：入院時　普通便 残尿感：①有（　） ②無 ③その他（　） 尿・便失禁：①有（　） ②無 皮膚の状態：浮腫（−），乾燥（−） 尿素窒素：20 mg/dL，クレアチニン：1.4 mg/dL， eGFR：58 mL/分/1.73 m² その他関連事項（　）	腎機能が低下している。排便は問題ないが，今後，入院による活動量の低下と緊張感により，<u>便秘になる可能性がある</u>
4 活動／休息	睡眠時間：入院前　0時～6時（約6時間/日） 不眠：①有（　） ②無 眠剤：①有（　） ②無 日々の活動パターン：起床から就寝までのおよそのパターン 　6　　9　　12　　15　　18　　21　　24 　起朝　仕　　　昼　　　　　帰夕就 　床食　事　　　食　　　　　宅食寝 　（散歩） その他関連情報（　） 運動機能障害：①有（　） ②無　食事行動障害：①有（　） ②無 排泄行動障害：①有（　） ②無　移乗行動障害：①有（　） ②無 清潔行動障害：①有（　） ②無 衣服着脱行動障害：①有（　） ②無 その他行動障害：①有（　） ②無　疲労感：①有（　） ②無 余暇あるいは気分転換活動：散歩 活動による循環・呼吸障害：①有（　） ②無 呼吸数：14回/分　呼吸状態：症状なし 脈拍：78回/分　不整脈：①有（　） ②無 血圧：138/88 mmHg その他関連情報（ECG：正常，血液ガス：Room Air, pH 7.45, PaO_2：96 mmHg, $PaCO_2$：38.6 mmHg）	睡眠，休息は問題なし。入院により活動量が減り，<u>不眠になる可能性が</u>ある アセスメント ADLは自立しており，活動は問題なし
5 知覚／認知	意識レベル：クリア 見当識障害：①有（　） ②無　言語障害：①有（　） ②無 理解力障害：①有（　） ②無　認知障害：①有（　） ②無 感覚障害：①有（視力　右：0.2，左：0.2　眼鏡使用） ②無 本人の現在の病気（健康状態）の受け止め：糖尿病で管理が必要 家族の現在の病気（健康状態）の受け止め：糖尿病で食事など生活管理が必要（妻） その他関連情報（症状がないので，病気とは思わなかった）	意識レベルはクリアで，認知機能も正常である

（つづく）

> 学生用に実習で使うときは，この欄を設け，領域ごとにアセスメントを書いてもらうとわかりやすいでしょう。問題があると考えられる領域の看護診断名を調べることで，診断が容易になります。優先度が高いと考えられる問題には二重線を，ほかの問題には下線を引きました。

6 自己知覚	自分の性格：明るい，人を笑わせるのが好き 自分の長所：決めたことはやり遂げる，短所：やや気が短い その他関連情報：ボディイメージ（　　）	**アセスメント** 明るい性格で，人を笑わせるのが好きととらえている
7 役割関係	職業：食品会社勤務（※無職の場合は過去の職業） キーパーソン：妻 その他関連情報（子どもは多忙なのであまり話さない） 家族構成： 妻と2人暮らし 患者　妻 □　○ 58 ○32　□28 福岡　熊本 □男　○女 ■■死亡 同居：点線で囲む	**アセスメント** 家族関係は良好で問題ない。仕事と，遠くに住んでいるため，子どもとコミュニケーションがとりにくい
8 セクシュアリティ	婚姻状況：①有　②無 妊娠歴：①有（子ども2人）　②無 月経：①順（　　日型）②不順	**アセスメント** 問題なし
9 コーピング／ストレス耐性	ストレスだと感じていること：①有（入院すること，仕事が気がかり） 　　　　　　　　　　　　　②無 不安や悩み：①有（食事など自分で管理が必要だが難しそう）②無 日ごろのストレス対処法：食べたり飲んだりする 悩みを相談できる人：兄，妻 その他関連情報（問題が発生したときは客観的な情報を集めて分析するほうだと思う，初めての入院で緊張している，何も症状がなかったので糖尿病と言われてショックだった）	**アセスメント** ストレス解消方法は飲食である。今後，食事管理が必要になってくるため，別のストレス解消方法を見出す必要がある。<u>診断を受けたことのショックあり</u>。情報を得て判断するほうであるため，知識提供やデータを示すことで生活習慣改善に取り組みやすくなる可能性がある
10 生活原理	宗教：①有（　　）②無 人生で重要と考えている事柄：仕事，普通に生活できること 生き甲斐：仕事 その他関連情報（病気になってから，少しだけど生活や人生を振り返った）	**アセスメント** 仕事，普通に生活できることが大切と考えている
11 安全／防御	感染：①有（　　）②無 感染リスクファクターの存在：①有（　）②無 皮膚の状態：異常 ①有（部位　　）②無 白血球：6,300/μL，血沈：10 mm/時間，CRP：0.3以下 PLT：35×10⁴/μL，PT：10秒，APTT：22秒 転倒・転落の危険：①有（　）②無 身体損傷リスクファクターの存在：①有（　）②無 体温調節の異常を起こすリスクファクターの存在：①有（　）②無 その他関連情報（足部，その他に傷はない）	**アセスメント** 現在感染リスクはないが，糖尿病であるため，<u>易感染性の要素がある</u>。創傷をつくらないように留意する。本人にも知識提供をする必要がある
12 安楽	身体の苦痛：なし 疼痛：①有（部位　　強度　　持続時間　）②無 悪心：①有（　）②無　瘙痒感：①有（　）②無 嘔吐：①有（　）②無　不快感：①有（　）②無 鎮痛薬の使用：①有（　）②無 その他関連情報（4人部屋入院中，初めての入院で緊張している，面会は妻と同僚が来る，何も症状がなかったので糖尿病と言われてショックだった）	**アセスメント** 初めての入院生活による緊張感がある。診断を受けたことの<u>ショック</u>あり。
13 成長発達	身体的な成長の問題：①有（　）②無 その他の発達問題：①有（　）②無 その他関連情報（　　　　　）	**アセスメント** 正常に成長発達しており，問題なし

※記載欄があるからといって，全項目を埋める必要はありません。疾患の特徴や特殊性によって項目を精選。
〔黒田裕子（編）：NANDA-I-NIC-NOC の基本を理解する．pp 74-77, 医学書院, 2016 を参考に作成〕

がんではないかと不安になり，痛みをより強く感じる場合があります。
　人間の身体は単純なつくりではなく，各部が互いに補い合ったり，影響し合い，構成され，機能しています。よって，全体像を把握するためには，問題の部分を見るだけでは十分とはいえず，幅広くさまざまな方面から患者をとらえる必要があります。

基礎情報の分類の基盤を作成した理論家たち

　基礎情報の分類の基盤となるものを作成したのが，みなさんが学生時代に学んだヘンダーソンやゴードンなどの理論家です。彼らは人の機能を，身体・精神・社会的・スピリチュアルな面など，それぞれ14個（ヘンダーソン），11個（ゴードン）に分けました。それらの各機能に何らかの問題が生じることを問題ととらえ，それらを整え，支えることが看護だと考えたのです。どの理論家の分類を導入するかは，病院や施設の理念により異なります。ヘンダーソンとゴードン以外にも，ロイやNANDA-I[3]看護診断の13領域，または独自に開発した用紙を導入している施設もあるでしょう。
　参考として，ヘンダーソン，ゴードン，NANDA-I看護診断による分類を**表6**[23]，**7**[24]，**8**[25]に示します。

表6　ヘンダーソンの14領域【基本的欲求】

基本的欲求の構成要素
1. 正常に呼吸する
2. 適切に飲食をとる
3. あらゆる排泄経路から排泄する
4. 身体を動かし，また，よい姿勢を保持する
5. 睡眠と休息をとる
6. 適切な衣類を選び，着脱する
7. 衣類の調節と環境の調整により，体温を生理的範囲に維持する
8. 身体を清潔に保ち，身だしなみを整え，皮膚を保護する
9. 環境のさまざまな危険因子を避け，また他人を傷害しないようにする
10. 自分の感情，欲求，恐怖あるいは"気分"を表現して他者とコミュニケーションをもつ
11. 自分の信仰に従って礼拝する（信仰だけでなく，善悪などの価値観に基づいて行動することも含まれる）
12. 達成感をもたらすような仕事をする
13. 遊び，あるいはさまざまな種類のレクリエーションに参加する
14. "正常"な発達および健康を導くような学習をし，発見をし，あるいは好奇心を満足させる

〔Virginia Henderson（著），湯槇ます，小玉香津子（訳）：看護の基本となるもの　再新装版．p 27，日本看護協会出版会，2016より改変〕

表7　ゴードンの11領域【機能的健康パターン】

パターン	
1. 健康知覚-健康管理	7. 自己知覚-自己概念
2. 栄養-代謝	8. 役割-関係
3. 排泄	9. セクシュアリティ-生殖
4. 活動-運動	10. コーピング-ストレス耐性
5. 睡眠-休息	11. 価値-信念
6. 認知-知覚	

〔江川隆子（編）：ゴードンの機能的健康パターンに基づく看護過程と看護診断　第5版―3 アセスメントの枠組み．pp 33-42，ヌーヴェルヒロカワ，2016〕

表8　NANDA-I看護診断分類法Ⅱの13領域

領域	
1. ヘルスプロモーション	8. セクシュアリティ
2. 栄養	9. コーピング／ストレス耐性
3. 排泄と交換	10. 生活原理
4. 活動／休息	11. 安全／防御
5. 知覚／認知	12. 安楽
6. 自己知覚	13. 成長発達
7. 役割関係	

〔T. Heather Herdman，上鶴重美（原書編集）：日本看護診断学会（監訳）：NANDA-I看護診断定義と分類 2018-2020 第11版．pp 95-105，医学書院，2018〕

---

[3] NANDA-Iの後ろにつけられた"I"は，Internationalを意味している。現在，20以上の異なる言語に翻訳されている。

COLUMN

看護診断と，もやもや感

「看護診断は難しい，わかりにくい，当てはまるものがない」と感じたことがありますか。あるとしたら，理由として2つのことが考えられます。

1つ目は，英語を日本語に訳していることです。それにより，表現がやや硬く，難しいと感じられるのでしょう。

2つ目は，国により医療や看護の制度が異なることです。実際，『NANDA-I看護診断 定義と分類 2018-2020』には「NANDA-I分類法に含まれるすべての看護診断が，現場のあらゆる看護師に適切というわけではないし，今でもそうではなかった。診断によっては専門領域に特化し，必ずしも臨床現場のすべての看護師に使われる必要のないものがある。(中略)さらに，分類法には，看護師が働いている特定の地域の看護の業務範囲や実践基準から，外れている診断があるかもしれない」との記載があります[28]。

NANDA-I看護診断は現在も開発中で，100％完成されたものではありません。現在も検討が行われ，改訂や追加，削除が2年に1回行われています。また，研究データをおもとする根拠にもとづいて検討が行われていますので，あらゆる診断がすぐに採択されるわけではないのです。厳密に，慎重に選択がされているということですね。

|2| 看護診断（COLUMN）

看護診断の手順を次に示します[26]。なお，診断名を"選ぶ"とはいわず，"診断する"といいます[27]。

❶診断の定義を読み，検討する

その診断はどういう状態を示しているかの説明です。この定義に該当するかどうかを最初に検討します。

❷診断指標と関連因子（リスク型の場合は，危険因子）を読み，検討する

診断指標とは，患者に現れている客観的・主観的な手がかりとなる症状や状況を示したものです。関連因子とは，原因と考えられるもの，関連すると考えられる要因です。危険因子とは，リスクを高めると考えられる要因のことです。

❸その診断名が該当するかどうか迷う場合は，スタッフ間で検討する

意見を出し合うことで，情報を共有でき，患者についての理解が深まります。診断することも大切ですが，すべてのスタッフが患者を共通理解し，誰もが同じ質のケアを提供できるようにすることが最も重要です。話し合う過程も大切にしましょう。

|3| 看護計画

看護計画の用紙には，①看護診断，②看護目標，③看護計画の3つを記載します（表9）。①については前述したので，ここでは②と③について説明します。

②の看護目標は，患者がめざすところを，患者を主語にして書きます。表9では，看護診断「#1. 非効果的健康管理」に対して，看護目標を「血糖コントロールの重要性を3つ述べることができる」と設定しています。ここで重要なのは，患者

表9 看護計画の用紙の記載例

日付	看護診断，看護目標，看護計画	評価日と結果
12月3日	#1. 非効果的健康管理 血糖コントロールの重要性を3つ述べることができる O-P：1) 検査データ：血糖値，HbA1c，eGFR，BUN，Cr 　　　2) 食事摂取量と満足感の有無 　　　3) 自宅での食事回数，量と種類，間食の摂取状況 　　　4) 食事に対する認識，食事管理で難しいと感じること 　　　5) 糖尿病についての思い，感じていること 　　　6) 糖尿病教室（火・金）参加後の気持ち T-P：1) ともに頑張りたい，支援したいとの姿勢を示す 　　　2) 食事，仕事，運動に関して困っていることや疑問点をともに考える E-P：1) 妻とともに糖尿病教室（火・金）への参加をうながす（12/5〜） 　　　2) 血糖自己測定方法を説明する（12/6〜） 　　　3) フットケアの実施方法を説明する（12/8） 　　　・・・・・・	12月15日
12月5日	#2. 便秘リスク状態 排便後におなかがすっきりしていると述べる O-P：1) 排便回数，便の量，便性（ブリストルスケール使用），残便感の有無，腹部聴診・触診，腹部膨満感の有無，排ガスの回数と有無 　　　2) 排便習慣を整えるために実施していたこと 　　　3) 入院中の過ごし方 T-P：1) 希望により温タオルで温罨法（低温熱傷に注意し，皮膚の観察をするように説明するとともに，観察する） E-P：1) 腹部マッサージの方法を説明する 　　　2) 起床時に水を飲むことを伝える 　　　3) ヨーグルト摂取などの導入を相談する 　　　4) 運動療法を説明する 　　　・・・・・・	12月7日
12月7日	#3. 歯生障害 プラークチェックで歯垢が残らない（赤く染まる部分がない）	12月15日

目標の主語は，患者にします。

結果には，終了，継続，修正などを記載。

※ここで示した用紙の様式は1つの例です。様式は施設で使いやすいように工夫しましょう。

が主語であること，そして評価が可能な表現にするということです。先にあげた目標を「血糖コントロールの重要性が理解できる」としてしまうと，どうなったら"理解できた"といえるのか不明確ですね。評価する人によって，評価結果が異なるかもしれません。そこで，行動レベルの表現にすることや，"3つ述べる"など数字をあげて目標を設定すると，評価しやすくなります。

①看護診断と②看護目標が設定できたら，次はその目標を達成するための③看護計画を考えます。③は3つの要素から成り立っています。

❶ O-P (objective-plan)：観察計画

バイタルサインや聴診・触診する項目，尿量やその性状，創の状態，検査データなどの観察項目を書きます。

❷ T-P（therapeutic-plan）：ケア計画

　清拭，洗髪，食事介助，環境整備など，実施するケアを書きます。また，配慮する点も記載します。

❸ E-P（educational-plan）：教育計画

　鼻洗浄の指導，食事・運動指導，感染予防に関する手洗いの指導など，実際に説明を行い，指導する内容を書きます。

4｜経過記録

　日々の患者の状況を，最も詳細に記載する用紙です。入院時の患者の状況と看護師のアセスメントに始まり，患者が受ける治療や検査内容，そのとき（前〜終了後）の状況，看護師によるアセスメントやケア，日々の生活における観察点，患者の問題状況などをおもに記載します。

❶経時記録

　時間に沿って，患者の状態，実施した治療・検査とそれに対する反応や経緯，ケアなどを記載する方法です（**表10**）。事実のみを記載し，看護師のアセスメントは書きません。

　利点として，時間に沿って事実が書かれているため，いつ，何が起こり，患者がどのような治療・検査を受け，結局どうなったのかなどの状況がつかみやすいことがあげられます。ほかの記録様式を採用している施設でも，急変やインシデント発生時は，この経時記録を用います。欠点は，アセスメントの記載がないため，患者の問題点や看護師が何を考えてケアを行っているかがつかみにくいことです。

❷フォーカスチャーティング[29]

　アメリカのスーザン・ランピーを委員長とする特別委員会により開発された記録方式です。ランピーは，フォーカスチャーティングを「患者の経過記録を系統的に記

表10　経時記録の記載例

日付	時間	看護記録	サイン
12月3日	21：00	腹痛なし。初めての入院で眠れそうにないと眠剤を希望する。マイスリー錠5 mgを与薬する。	○○
12月4日	7：00	眠剤を飲んだのでよく眠れたと言う。血糖測定で針を刺すのは痛いが，治すためなのでしかたがないと話す。朝食前血糖値198 mg/dL	○○
	10：30	T 36.3℃，P 78回/分，R 16回/分，BP 148/80 mmHg。胸部X線や心電図検査に行く。運動をかねて廊下を少し歩いてみると言う。	△△
	14：00	仕事が忙しく，夜が遅かったので，夕食は22時ごろで，飲酒も毎日していたと言う。症状がないので，病気とは思わなかったと話す。遅い時間に食べるのがよくないのかと聞いてくる。	△△
	15：00	明日から糖尿病教室のため，妻が来棟できるか確認すると，可能とのこと。	◎◎

表11　FDARの概要

F：フォーカス（focus）	患者の問題や徴候，症状，言動，異常，重要な出来事などが該当する。原則として，看護介入，検査，処置そのものは記載しない。例外として，輸血，麻薬使用時，患者への説明・指導，身体抑制などがある。
D：データ（data）	フォーカスに関する主観的・客観的情報。患者に起こっている問題や出来事，言動，検査データなどが当てはまる。
A：アクション（action）	フォーカスに対して行ったケア，治療・処置
R：反応（response）	アクションで実施したケアや治療による，患者の問題や出来事の経過。患者の反応

表12　フォーカスチャーティングの記載例

日付	時間	フォーカス（F）	経過記録（DAR）	サイン
12月5日	14：00	便秘	D：「下剤を飲んだほうがいいかな。環境が変わると便秘になりがち。野菜は食べない」と言う。腹部膨満感あり。入院後排便なし。	○○
			A：腹部マッサージを施行し，方法を説明した。	
			R：「自分でもマッサージやってみます」	
12月6日	8：00	便秘の解消	D：起床後に排便あり，残便感なし。「すっきりした。マッサージが効いたみたい」と話す。	○○
			A：自宅での排便状況，生活習慣を尋ねる。	
			R：「野菜を食べないからかもしれないと看護師に言われた。糖尿病のこともあるので，食事を改善できるよう，妻とも相談します」	
	10：00	血糖自己測定の説明	A：パンフレット，血糖自己測定の器機を用いて，本人と妻に説明を行う。	○○
			R：熱心に説明を聞き，針の廃棄方法などの質問をしてくる。「自分にもできそうです」と話す。	

※ここで示した用紙の様式は1つの例です。様式は施設で使いやすいように工夫しましょう。

述する記録方法で，患者の現在の状態，目標に向かっての経過状況，治療・看護介入に対する反応を記録することに焦点をあてている」と述べています[30]。さらに，問題志向型システム（problem oriented system：POS）の記録よりも，「患者中心の記録」とも述べています。

ここで，フォーカスチャーティングにおけるFDARとは何か**表11**で確認したうえで，記録の記載例を**表12**でみてみましょう。フォーカス（F）の欄に書かれる用語を読めば，患者の状況を即座に把握できる点が特徴的です。

❸ SOAP記録

POSにもとづく記録にSOAP形式の記録方法があります。POSとは，アメリカのウィードにより開発され，患者の問題を明確にとらえ，その問題解決を論理的に進めていく一帯系（システム）です[31]。POSは，患者とその家族の問題解決を中心に，質の高い診療やケアをチームで行う考え方で，それが基本姿勢となっています[32]。

表13 SOAPの概要

S：主観的データ (subjective data)	患者が提供する主観的情報。患者の発言など
O：客観的データ (objective data)	看護師が取り出した客観的情報。観察や測定により得られた，患者の表情やバイタルサイン，検査データなど
A：アセスメント (assessment)	SとOから得られた情報に対する判断，看護問題に対する評価
P：計画 (plan)	実施・指導したこと，今後の方針や新たな診断

表14 SOAP記録の記載例

日付	時間	S	O	A	P	サイン
12月8日	10：00	#3. 歯生障害　昨日，歯科で歯を染めたら真っ赤だった※。虫歯もいくつか見つかった。歯磨きは難しいね。	糖尿病と歯周病の関連を聞き，驚いたと話す。歯痛はない。歯磨きの方法に戸惑っている。	意欲は高いが，習った歯磨き方法に慣れない様子。定期的に歯科衛生士の指導を受けられるよう調整する。	歯科へ連絡した。	○○
	14：00	#1. 非効果的健康管理　自分でやるのは今日で2回目。針を刺すときに緊張するね。	血糖自己測定を実施。手順はスムーズ。穿刺時にやや躊躇する。消毒後，穿刺部に触れることあり。	手順や物品への理解は良好。清潔操作は引き続き見守りが必要。意欲を高めるよう努力を認め，ほめつつ行う。	明日も血糖自己測定の見守りを行う。食事について，明日，栄養指導あり。指導後に話を聞く。	△△

※歯垢染色剤を用いると，歯垢が付着している部分が赤く染まり，歯磨きが不十分な点が確認できます。ブラッシングの指導に活かすことができます。
※※ここで示した用紙の様式は1つの例です。様式は施設で使いやすいように工夫しましょう。

POSは，記録，監査，修正の3つの要素を含みますが，このうちの記録に該当するのが，問題志向型システムにもとづく看護記録 (problem oriented nursing record：PONR) で，これをSOAP形式で書きます。

ここで，SOAPの概要を表13で確認したうえで，記録の記載例を表14でみてみましょう。アセスメント (A) を記載することにより，ケアが根拠にもとづくものであることを明示できます。

また，300床以上の医療機関460施設の9割が，NANDA-I看護診断を導入している[33]ことがわかっており，POSを導入している施設が多いのではないかと考えられます。実際に，それらの施設がどのような記録形式を用いているかは明確ではありませんが，診断の確定，問題に焦点をあてたケアの記録には，POSにもとづくSOAP形式の記録方法が適していると考えます。

❹フローシート

温度板ともいわれる用紙です。観察・測定した内容 (バイタルサイン，尿便の回数・性状・量，輸液量，身長・体重，食事摂取量，排液などの量・性状，皮膚や粘膜の状態，腹囲，痛みなど) を記入します。

表15 看護サマリーの記載例

| 氏名 | ○○○○ | 年齢 | ○○歳 | 入院日 | ○月○日 | 退院日 | ○月○日 |

疾患名：2型糖尿病

おもな支援者：妻

入院中の概要

　糖尿病の血糖コントロール，食事・運動の教育目的で入院となる．糖尿病では初めての入院であった．自覚症状がないが，栄養指導や運動療法，口腔保健についてよく理解し，また積極的に取り組み，習得できていた．退院後，職場復帰後の食事管理，口腔ケアの実施において，特に継続的な支援が必要．実施状況を尋ね，できていることを認め，励ましながらの支援が必要．血糖自己測定をしているため，外来時に手帳および使用済みの針を持参する予定

看護診断と実施した看護ケア

#1. 非効果的健康管理

（関連因子：治療計画についての知識が十分ではない，行動を起こすきっかけが不十分）
　糖尿病の食事・運動に関する知識と技術の習得のため，糖尿病教室への参加（週2回，妻も参加）をうながし，血糖自己測定，フットケア，口腔衛生の指導を行った．
○退院後の生活の工夫について本人と話し合ったこと
・食事は妻が作る（1,600カロリー），昼食は職員食堂で定食を選択し，ご飯は軽く1杯とする，夕食は遅くなりがちのため，夕方におにぎり2個などを摂取し，夜は主食を抜く，野菜を摂取する，飲酒はビール350 mLを週3回
・運動は週3回：通勤時の歩行20分，職場での階段使用，週末はスポーツクラブでウォーキング
・フットケアを入浴時に実施
・血糖自己測定は週3回朝に実施し，手帳に記録する．外来受診時に持参してもらう．測定の器機は購入済み．針は外来で処方を受ける．酒精綿は売店か薬局で購入予定

#2. 便秘リスク状態

（関連因子：入院による環境変化，食物繊維の摂取不足）
　入院当初，便秘気味であったため，排便マッサージを実施し，起床時の飲水をうながした．運動療法で行動が拡大後，解決した．

#3. 歯生障害

（関連因子：口腔衛生が不十分，歯科衛生についての知識不足）
・歯磨きは丁寧に実施できていた．1日3回（夜は特に丁寧に実施）を実践した
・月に1回近所の歯医者に通い，う歯の治療およびメンテナンスを行ってもらうよう説明済み．かかりつけの歯科医に診てもらうと話していた．紹介状を本人へ渡し済み．受診しているか確認が必要

　観察項目の記入内容は，病院や施設，病棟，また患者によって異なります．バイタルサインや観察項目をフローシートに記載すれば，改めて経過記録に書く必要はありません．二重記載を防ぎ，時間を効果的に使いましょう．

5 看護サマリー

　看護サマリーは，実践してきた看護のまとめ，および他施設や他院への転院時や退院時にケアの引継ぎを行うための用紙です．どのような看護を行ってきたのかや，引継ぎたいケアの項目・内容を丁寧に書きます．

　用紙の様式は施設でさまざまと考えますが，ここでは，**表15**に2型糖尿病の男性患者の看護サマリーの例を示します．退院時に外来看護師にケアを引継ぐことを目的とした内容を中心にまとめています．

Q&A SOAPによる記録に関するQuestion Time

よくある質問についてQ&A形式で説明します。ここでは，記録の例をあげて説明しますが，形式ではなく記載方法の理解を目的としているため，看護診断は設定していません。

Q1 方言で話をする患者さんが時々いらっしゃいます。記録の原則として事実を書くということですが，Sの欄に患者さんの発言をそのまま方言で書いてもよいでしょうか（表16）。

表16　Q1の記録

日付	時間	S	O	A	P	サイン
○月○日	△△:□□	あんべはよか。退院がまっなげ。外泊にいたっきもんで※。	嚥下時痛，口内炎なし。	症状の変化はない。感染予防に留意が必要。	手洗いと含嗽の励行を説明した。○/×の△△:□□までの予定で外泊に出る。	苺

※Sの方言の意味：体調はよい。退院が待ち遠しいね。外泊に行ってきます（鹿児島弁）。

A1 よい記録とは，「事実が書かれ，誰が読んでも同じように伝わるもの」でしたね。方言は親しみがあってよいのですが，ほかの地域出身の人が読むと，理解できないと考えます。方言についての解説が必要な記録は好ましくありません。方言で話された場合でも，記録は標準語で書きましょう。

Q2 治療のために間食が禁止されている患者さんが，お菓子を食べているのを見つけました。理由を尋ねてから注意しようと考えたのですが，怒った様子で，話を聞いてくれません。そのときの状況を記録（表17）に書いたのですが，どうでしょうか。

表17　Q2の記録

日付	時間	S	O	A	P	サイン
○月○日	△△:□□	いつも食べているわけじゃない。今日，入院して初めて食べたんだ。	お菓子を食べており，その理由を尋ねたところ，憤慨気味で左記のように話す。	聞く耳をもたない。どうしたらよいのだろうか。	リーダーナース，主治医に報告する。	麦

A2 S, Oについては事実が書かれており，問題ないと考えます。ただ，Aは修正が必要です。「聞く耳をもたない」には，看護師の感情が入っています。記録には客観的な事実と，それをもとにしたケアに関するアセスメントを書きます。また，「どうしたらよいのだろうか」について，戸惑う気持ちはわかりますが，自分の感情を記載する場ではありませんので気をつけましょう。修正案を**表18**に示します。

表18　Q2の記録の修正案

日付	時間	S	O	A	P	サイン
〇月〇日	△△：□□	いつも食べているわけじゃない。今日，入院して初めて食べたんだ。	お菓子を食べており，その理由を尋ねたところ，憤慨気味で話す。話を聞こうとするが，背を向けてこちらを見ない。	どのくらい食べたのか不明確。最近の血糖値は落ち着いており，習慣化しているわけではないかもしれない。	リーダーナース，主治医に報告し，対応を検討する。	麦

※修正箇所に下線を引いています。

Q3 記録の開示があるかもしれないと考え，敬語を使用して丁寧に書きました（**表19**）。どうでしょうか。

表19　Q3の記録

日付	時間	S	O	A	P	サイン
〇月〇日	△△：□□	少し歩いたら，汗をかいてしまった。	着替えをしていらっしゃる。	清潔保持と爽快感を得られるようにする。	おしぼりを渡し，拭いていただいた。	果林

A3 ふだん敬語を使って丁寧に患者さんとかかわっていると思います。しかし，記録では敬語は使いません。簡潔でわかりやすいことが重要です。

Q4 薬の自己管理を始めた患者さんです。何度か説明してもなかなか理解してもらえず，うまく飲んでもらうことができない様子を記録（**表20**）に書きました。どうでしょうか。

表20　Q4の記録

日付	時間	S	O	A	P	サイン
〇月〇日	18：00	忘れていた。まだです。	食前薬を飲むように30分前にうながしたが，服用していなかった。	何度も説明を行っているが，理解力に乏しい。	18：00に食前薬を飲ませた。再度，方法を検討する。	杏

A4 Aの欄の「理解力に乏しい」という表現は，誤解をまねく可能性があります。記録では，客観的であることと，誰が見ても同じように伝わることに加え，読んだ人が不快感を抱かないことが重要です。対策として何か見つかっていれば，それを書いてもよいでしょう。また，Pの欄の「薬を飲ませた」も懸念される表現です。時々，「着替えさせた」「食事を食べさせた」などの表現を見ることがあります。これらは使役系ですが，状況によっては「強制・指示」と受け取れますので，さけるようにしましょう。修正案を**表21**に示します。

表21　Q4の記録の修正案

日付	時間	S	O	A	P	サイン
○月○日	18：00	忘れていた。まだです。	食前薬を飲むように30分前にうながしたが，服用していなかった。	何度も説明を行っているが，難しい様子。<u>声かけだけでなく，書いて示してもよいかもしれない。</u>	18：00に食前薬を<u>飲んでもらう。服用時間の記載などを検討する。</u>	杏

※修正箇所に下線を引いています。

Q5 患者さんの旦那さまと話をしたところ，旦那さまは仕事と家事の両立でとても大変そうでした。その様子を記録（表22）に書きましたが，どうでしょうか。

表22　Q5の記録

日付	時間	S	O	A	P	サイン
○月○日	△△：□□	家事はすべて妻に任せていたから，何がどこにあるかもわからず，大変です。	仕事のあとに毎日面会に来るが，疲れている様子。食事は，スーパーのお惣菜を買うことになってしまうとのこと。	小学生の子ども2名の世話もしており，<u>負担が大きくかわいそうである。</u>	両親や兄弟姉妹への支援の依頼は可能かどうか，尋ねてみる。	柚子

A5 確かに大変そうですね。ただ，Aの欄に書いてある「かわいそう」は修正しましょう。これにも看護師の感情が入ってしまっています。「負担が大きい様子」などであれば問題ないでしょう。

Q6 術後2日目の患者さんです。体動時に創痛があるようなので，動く前に鎮痛薬を勧めましたが，「不要」と拒否されました。その様子を記録（表23）に書いてみましたが，どうでしょうか。

表23 Q6の記録

日付	時間	S	O	A	P	サイン
○月○日	△△：□□	動くと痛いですね。動き始めるとそうでもないのですが。	術後2日目。ADL拡大中だが，ベッド上にいることが多い。体動前に鎮痛薬の服用をうながすが，拒否する。	鎮痛薬は嫌な様子。	鎮痛薬を飲まない理由や安静にしている理由を確認し，ADL拡大に向け，方法を検討する。	空

A6 広辞苑（第七版）によると，"拒否"の意味は「要求・希望などを承諾せず，はねつけること。拒絶」となっています[34]。かなり強い表現ですね。この場合，患者さんはどのように答えたのでしょうか。「今は使わなくて大丈夫です」などの場合は，拒否ではありませんね。適切な表現を用いることが，誤解を防ぎます。修正案を**表24**に示します。

表24 Q6の記録の修正案

日付	時間	S	O	A	P	サイン
○月○日	△△：□□	動くと痛いですね。動き始めるとそうでもないのですが。	術後2日目。ADL拡大中だが，ベッド上にいることが多い。体動前に鎮痛薬の服用をうながすが，今日は飲まなくてよいと話す。	鎮痛薬は希望せず。鎮痛に対する認識などを確認する。	鎮痛薬を希望しない理由や安静にしている理由を確認し，ADL拡大に向け，方法を検討する。	空

※修正箇所に下線を引いています。

Q7 時々，先輩に表現を注意されます。気をつけて記録（表25）を書いてみたのですが，どうかなと思っています。よろしくお願いします。

表25 Q7の記録

日付	時間	S	O	A	P	サイン
○月○日	△△：□□	痰が時々からむだけで，息苦しさはない。いつごろ退院できるかな。	体動時に，呼吸促迫することなし。犬が気になる，早く散歩に連れて行きたいと話す。	犬の世話が生きがいの1つになっているんじゃないかな。早く退院を希望している様子。	医師が来た際に，退院について尋ねてみたらどうかなと伝えた。	小芋

A7 質問文にも，癖が出ているようですね。"〜かな"という表現は，無意識のうちに使ってしまっているのでしょうか。ただ，記録ではこの表現はさけましょう。話し言葉として使う場合でも，この表現は，迷いがある，断言できない，自信がないといった印象を与えるので，注意が必要です。正式な場では用いないことが望ましいです。

引用文献

1) 新村 出（編）：広辞苑 第七版―記録. p 794, 岩波書店, 2018
2) 日本看護協会：看護業務基準（2016年改訂版）―1 看護実践の基準, 1-3 看護実践の方法, 1-3-5 看護実践の一連の過程を記録する. 日本看護協会, 2016
   http://www.nurse.or.jp/nursing/practice/kijyun/pdf/kijyun2016.pdf（2018年9月30日閲覧）
3) 日本看護協会：看護記録に関する指針. p 3, 日本看護協会, 2018
4) 前掲3), p 2
5) 総務省行政管理局：電子政府の総合窓口（e-Gov）―医師法
6) 総務省行政管理局：電子政府の総合窓口（e-Gov）―保健師助産師看護師法
7) 厚生労働省：第10回「医療安全の確保に向けた保健師助産師看護師法等のあり方に関する検討会」―資料1 看護記録に関する現行法令上の規定（抜粋）. 2005
8) 厚生労働省：基本診療料の施設基準等及びその届出に関する手続きの取扱いについて. 別添2 入院基本料等の施設基準. 第2 病院の入院基本料等に関する施設基準. 2006
9) 山内豊明：Ⅲ「看護必要度（Ver. 6）チェック票」評価の手引き. 岩澤和子, 筒井孝子（監修）：看護必要度 第6版. pp 98-99, 日本看護協会出版会, 2016
10) 裁判所ウェブサイト：医事関係訴訟に関する統計. 1 医事関係訴訟事件の処理状況及び平均審理期
    http://www.courts.go.jp/saikosai/vcms_lf/29052601heikinshinri.pdf（2018年9月30日閲覧）
11) 裁判所ウェブサイト：ADRポータルサイト
    http://www. courts. go. jp/adr/index. html（2018年9月30日閲覧）
12) 大串正樹, 北浦暁子：王様の耳はパンの耳 この国の看護のゆくえ 医療ADR・裁判外紛争手続きとは 医療における紛争処理の新たな取り組み. 看護管理 20（4）：352-353, 2010
13) 日本医師会ウェブサイト（江本秀斗）：各論的事項No. 7 医療事故とADR（裁判外紛争解決手続）
14) 前田順二：医療紛争におけるADR（裁判外紛争解決手続）の果たす役割. 日本臨床麻酔学会誌 36（1）：92-105, 2016
15) 荒井俊行, 井上智子, 高瀬浩造, ほか：裁判例から読み解く 看護師の法的責任―第1章 看護師と法律. pp 7-11, 日本看護協会出版会, 2010
16) 医療安全対策検討会議：医療安全推進総合対策―医療事故を未然に防止するために
17) 松下良成：医療安全研修会資料. 鹿児島大学病院, 2017（Unpublished）
18) 前掲4), p 3
19) 岩井 完：〔甲状腺外科診療における医療安全と危機管理〕医療訴訟の現状と医事紛争を防ぐために留意すべきこと. 日本内分泌・甲状腺外科学会雑誌 33（1）：2-6, 2006
20) 荒井俊行, 井上智子, 高瀬浩造, ほか：裁判例から読み解く 看護師の法的責任―第4章 看護師の法的責任を理解するためのキーワード. pp 139-140, 日本看護協会出版会, 2010
21) 臨床倫理プロジェクトウェブサイト：パート1 臨床倫理の基礎―意思決定プロセス これからの考え方（図2）
    http://clinicalethics.ne.jp/cleth-prj/cleth_online/part1-3/now.html（2018年9月30日閲覧）
22) 前田正一：医療事故を考える 医療事故と診療記録 関連する法律問題との関係から. 日本産科婦人科学会雑誌 59（9）：519-522, 2007
23) Virginia Henderson（著）, 湯槇ます, 小玉香津子（訳）：看護の基本となるもの 再新装版. p 27, 日本看護協会出版会, 2016
24) 江川隆子（編）：ゴードンの機能的健康パターンに基づく看護過程と看護診断 第5版―3 アセスメントの枠組み. pp 33-42, ヌーヴェルヒロカワ, 2016
25) T. Heather Herdman, 上鶴重美（原書編集）, 日本看護診断学会（監訳）：NANDA-I 看護診断定義と分類 2018-2020 第11版. pp 95-105, 医学書院, 2018
26) 前掲25), pp 42-43
27) 前掲25), p 123
28) 前掲25), p 27
29) 山口敏博：精神科領域のフォーカスチャーティング フォーカス用語の書き方ガイド フォーカスチャーティングの構成要素とその記載. 精神科看護 30（4）：56-59, 2003
30) Susan Lampe（著）, 岩井郁子（監訳）：フォーカスチャーティング―患者中心の看護記録. pp 9-10, 医学書院, 1997
31) 日本POS医療学会：POSとは, POS入門
    http://www.pos.gr.jp/elearning.htm（2018年9月30日閲覧）
32) 日本POS医療学会：POSの真髄とその精神, POSワンポイントレッスン
    http://www.pos.gr.jp/elearning.htm（2018年9月30日閲覧）
32) 江川隆子, 黒田裕子, 福田和明, ほか：日本看護診断学会理事長諮問会議「政策」調査プロジェクト わが国の300床以上の医療機関における看護診断使用の実態調査およびわが国の看護基礎教育機関における看護診断を使用した教育状況の実態調査. 看護診断 21（1）：29-39, 2016
34) 前掲1), p 782

総論
記録のココが苦手！

　臨床で働いている看護師さんにヒアリングを行い，実際に困っていることや，どのように書いたらよいか迷うことを聞いてみました。話を聞いたのは，指導する立場の先輩看護師さんと，入職して半年の新人看護師さんです。それぞれの悩みは，読者のみなさんが抱えている悩みと同じか，似ているでしょうか。それでは，解決策を一緒に考えていきましょう。

Q&A　先輩看護師の悩みに関する Question Time

Q1 医師と患者・家族との面談に同席した際，患者さんが「頑張ります」などと言ってくれれば，そのまま書けますが，特に発言がない場合は，表情などで感情をアセスメントすることになります。本当にそうなのか，はっきりしないため，どのように書けばよいか迷います。

A1 面談時，患者さんは緊張していることが多いため，気持ちをストレートに表現しない場合もあるでしょう。ただ，感情や思いは，表情，視線，目線，動作，姿勢などに現れやすいことを思い出しましょう。患者の反応と，それから考えられるアセスメントの例を**表26**[1]に示します。アセスメントを書く際には，その根拠となる事実をSかOの欄に記載しているかを常に意識しましょう。表情や態度などの観察した「事実」を記載しないまま，Aの欄に「緊張している様子」などと書くことはできません。何をもってそう考えたのかが不明確だからです。事実にもとづかないアセスメントは，感想や思い込みと解釈されるおそれがあるので，気をつけましょう。

表26 患者の反応とアセスメントの例

観察された反応	アセスメントの例（事実をもとに判断する）
目	
丸くなる	積極的である，注意深く聞いている，驚いている
細くなる	消極的である，さけようとしている，考えている
まぶたの筋肉がゆるんでいる	穏やかである，心地よい
まぶたの筋肉が緊張している	緊張している，さけようとしている，おそれている
視線	
適度に合わせる	前向きである，積極的に聞いている，熱心である
そらせたままである	不安になっている，さけようとしている
表情全体	
目元，口元が緩んでいる	落ち着いている，安心している，穏やかである
笑顔である	落ち着いている，納得・理解している，安心している，穏やかである
表情が変わらない	落ち着いている，緊張している，不安を感じている
眉間にしわが寄っている	苦痛を感じている，不安になっている，不満をもっている
姿勢	
前かがみになる	前向きである，積極的である，注意深く聞いている
腕組みをする	おそれを抱いている，不安を感じている，自信がない
ポケットに手を入れている	恥ずかしい，自信がない，不安を感じている
態度	
何度も質問している	積極的である，前向きである，不安を感じている
うなずいている	積極的である，理解できている，納得している
黙っている	ショックを受けている，緊張している，不安を感じている，混乱している，気持ちを整理している
身動きせずじっとしている	ショックを受けている，緊張している
何度もトイレに通う（面談前）	動揺している，緊張している
歩き回っている（面談前・後）	落ち着かない，不安を感じている，動揺している
黙って部屋に戻る（面談後）	ショックを受けている，混乱している，動揺している

※アセスメントの例に関する留意事項
・表記はあくまで参考例です．観察された複数の反応や説明内容，治療の経緯，患者の全体像を統合したうえでアセスメントを記載します．
・「安心している"様子"」「不安を感じている"様子"」など，文末に"様子"を付けたり，「不安な様子」としたりして適宜表記を変更しましょう．
・アセスメントの信ぴょう性を高めるために，もとにした表情や態度などを複数書くことが望ましいです．

（諏訪茂樹：対人援助とコミュニケーション―主体的に学び，感性を磨く 第2版．pp 60-71, 中央法規，2010 を参考に作成）

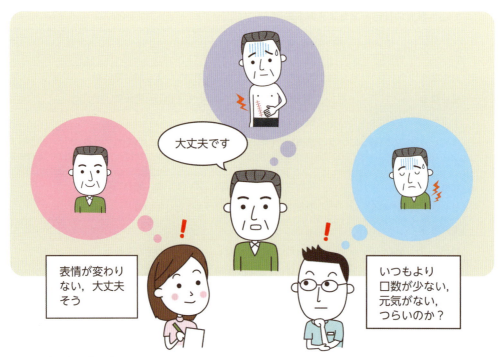

図2 受け止め方の違い

 Q2 パートナーシップ・ナーシング・システム(partnership nursing system:PNS)[4] をとっています。新人と一緒に患者さんの話を聞いたとき，新人との受け止め方が異なったり，逆の場合もあります。異なるアセスメントをしたり書いたりしてしまうと，看護の方向性が違ってくると思います。気持ちなどの感覚的な部分の判断とその記録が難しいと感じています(図2)。

A2 PNSで重要なのは，「対等な立場」「互いの特性を活かす」「相互に補完し協力し合う」ですから，まず2人で確認し合うことが重要です[2]。そのほかに，経験年数にかかわらず，誰もが実施できる対策を下記にあげます。

- ❶ 話を集中して聴く
- ❷ アセスメントしすぎない
- ❸ 不明確な点は尋ねる
- ❹ 表情や態度をよく観察する
- (❺ 自分の解釈でよいか，確認する)

[4] 福井大学医学部附属病院看護部により開発された新看護方式。従来の看護方式と大きく異なる点は，看護師2名がペアとなってケアを実践することである。2名が1名の患者にかかわることで，安全で質の高い看護をともに提供することを目的としている。よきパートナーとして対等な立場で互いの特性を活かし，相互に補完し協力し合って，毎日のケアをはじめ，委員会活動から病棟内の係の仕事に至るまで1年を通じてともに行い，その成果と責任を共有する看護体制のこと。

経験をもとにした過度なアセスメントにより，正確な状況の把握が妨げられることがあります。たとえば，がんの化学療法の副作用が強く出た患者さんが，「もうダメかと思った」と話した場合，どうアセスメントしますか。「もう長く生きられないと思った」と考える人もいるかもしれませんが，患者さんが言葉で明確に表現しない場合は，推測で解釈しないように注意しなければいけません。もしここで「"ダメ"というのはどういうことですか？」と尋ねたら，患者さんは「今週は外泊できないと思った」などと答えるかもしれません。つまり，患者本人に聞いてみなければ，本当のところはわからないのです。

　正しく理解するには，アセスメントを少しわきにおき，患者さんがすべてを話し終えるまで，口を挟まずに最後まで聴くことと待つことが重要です。言葉を集中して聴きつつ，表情や態度をよく観察し，不明確な点は尋ねて明確にします（話の内容によっては，可能であれば，自分が理解した内容でよいかを確認しましょう）。

　退室後，新人看護師は事実としての理由を添えて自分の見解を伝え，先輩は後輩の意見をきちんと聴き，2人で合意することが大切です。

Q3 新人の記録を見ると，Oの欄の情報やアセスメントが話し言葉で書かれていることがあります。どのように指導すればよいでしょうか。

A3 広辞苑（第七版）では，話し言葉は「日常の会話に用いる言葉。音声言語」とあり，その逆が書き言葉となっています[3]。話し言葉を用いる新人看護師への指導法については，正しい表現を伝えるよりも，自分で考えてもらうほうが望ましいでしょう。どこがなぜ適切ではないか，確認を繰り返すことで，書き言葉を用いることが習慣になっていくと考えます。

　新人看護師への指導に役立てるために，話し言葉と書き言葉の相違点を**表27**[4]に示します。

　以下では，記録に書かれる可能性がある話し言葉の例を見てみましょう。下記の文で，どれが話し言葉かわかりますか（O, A, Pの欄に書かれるものを想定しています）。下線を引くなどして，チェックしてみましょう。

> **例文**
> ① 倦怠感の原因は，検査に行ったからじゃないかと考えた。
> ② 訪室したとき更衣をしてたんで，X線検査を待ってもらった。
> ③ 昼食をいっぱい食べたようで，おなかがすいてないとのこと。
> ④ チョコレートとか大福とかを，食事の間に食べたみたいだ。
> ⑤ 薬を持ってくるのが遅いと，すごく怒っていた。
> ⑥ 巡視時，よく寝ていたようだったけど，朝聞いたところでは，熟睡感がないと話した。
> ⑦ 朝食は，パンではなくごはんを食べてるとのこと。
> ⑧ 痛み止めを時間ごとに飲んではどうかと，話をした。

表27　話し言葉と書き言葉の相違点

話し言葉の特徴	書き言葉の特徴
❶文は短め	❶文は長め
❷理解しやすい語彙が多く使われる	❷難しい語彙が多く使われる
❸敬語・感動詞・終助詞※・疑問詞などが多く用いられる	❸文の構造は規則に従ったものが多く，省略はほとんどない
❹男性語・女性語などの違いや方言が現れる	❹改まった表現が多く使われる
❺断りや断定などの表現では，柔らかみをもたせるため，直接的な表現をさけることが多い　例：「〜できない」→「〜するのは難しい」	❺書き手からの発信が一方的であるため，書き手は伝えたいことを明確に表現しなければならない
❻主語など，関係者が了解していることは省略されやすい	❻書かれてあるので，読み手は何度も読み返すことができる
❼述部に"の"の代わりに"ん"が使われることが多い。特に強調文においてよく使われる　例：「〜したんだ（〜したのである）」「〜なんだ（〜なのである）」	

※文や句の終わりに用いて，疑問・禁止・詠嘆・感動などの意を表す助詞。口語では「か（疑問）」「な（禁止）」「な（あ）」「ぞ」「ぜ」「さ」「ね」「よ」の類[5]。

〔名柄 迪，茅野直子：書き言葉と話し言葉の相違点．名柄 迪（監修）：外国人のための日本語例文・問題シリーズ9．pp 44-45，荒竹出版，1989をもとに作成〕

⑨仙骨部が赤くなっていた。
⑩医師からの面談後で，不安を抱えている可能性が高いなと考えた。

⬇解答例
①倦怠感の原因は，検査に行ったからじゃないかと考えた。
　➡「ためではないか」
②訪室したとき更衣をしてたんで，X線検査を待ってもらった。
　➡「していたため」
③昼食をいっぱい食べたようで，おなかがすいてないとのこと。
　➡「多量に・多めに」➡「空腹感がない・空腹ではない」
④チョコレートとか大福とかを，食事の間に食べたみたいだ。
　➡「や」➡「などを」➡「ようである」
⑤薬を持ってくるのが遅いと，すごく怒っていた。
　➡「大変・とても」
⑥巡視時，よく寝ていたようだったけど，朝聞いたところでは，熟睡感がないと話した。
　➡「。しかし」「。だが」
⑦朝食は，パンではなくごはんを食べてるとのこと。
　➡「食べている」
⑧痛み止めを時間ごとに飲んではどうかと，話をした。
　➡「鎮痛薬」（専門用語を使いましょう）
⑨仙骨部が赤くなっていた。
　➡「に発赤がみられた」（専門用語を用いましょう）
⑩医師からの面談後で，不安を抱えている可能性が高いなと考えた。
　➡「高い」

Q&A 新人看護師の悩みに関する Question Time

 Q1 短時間で簡潔にまとめて書くことができません。どう書くべきか悩みます。

 A1 「何を書くか」が課題になりそうですね。

　「何を書くか」については，現在，問題となっていることをおもに記載します。患者さんを訪室する前に，ケア計画を確認しますね。そのときに，問題とケアをメモしておくとよいです。たとえば，放射線療法を受けている患者さんであれば，治療による皮膚・粘膜への影響などが問題となるでしょう。そこで，その時点での総線量を確認し，どのような副作用が出やすいかを見極め，実際に観察した内容と実施したケアを書きます。

　では，次のような場合，何を記録に残しますか。あなたは15分間ベッドサイドにいましたが，楽しかった旅行の話がおもで，症状については「特にない」の一言でした。症状がないときは，そのことを記載しなくてもよいでしょうか。

　現在の問題が副作用の出現と症状緩和であれば，症状がないときでも「〜がない」と書く必要があります。それが目的をもって観察したことになります。「ない」と言われても，必要な観察は行い，結果を記入します。旅行の話をどこまで書くかについては，治療やケアに関連がある場合は，要点を記載しておきましょう。

　簡潔に書くためには，訓練を重ねることが必要です。本（小説も可）や新聞などを定期的に読むことがその習得に役立つと考えます。多くの媒体に触れることは，正確な文章表現に慣れることにつながります。また，先輩に確認をとることや，間違いを指摘されることは恥ずかしいことではありません。先輩から指導を受けたときは，同じ間違いを繰り返さないようにすることが大切ですね。

 Q2 たくさん話を聞いたりしたあと，優先度を考えて書かないといけないのですが，優先順位をつけるのが難しいです。

A2 A1でも説明しましたが，「患者の問題は何か」を念頭においておくことが重要です。優先度を考えるときは，すぐに対応しなければならないことが優先されます。命にかかわることや，患者が苦痛に感じていること，治療・検査などによる影響や合併症などです。患者がなぜ入院しているか，その目的を振り返ると，何が大切かがみえてくるでしょう。

Q3 先輩に文章や表現がおかしいと言われたり，誤字脱字を指摘されます。

A3 文章や表現がおかしいという場合は，おおむね，主語と述語の関係が不自然か，助詞（「て」「に」「を」「は」）や接続詞（「そして」「つまり」「したがって」など）の使い方が適切ではないことが多いです。文章が長くなると，文章の前後にねじれが生じたり，主語と述語がずれたりすることがあるので，気をつけましょう。

それでは，以下の例文で間違っているのはどこか確認してみましょう。

例文
① 患者が検査に行っている間に，シーツ交換や環境整備を行っていたところ戻ってきた。
② 他患者のいびきで眠れなかったとの訴えが聞かれたため，夜勤でいびきに注意する。
③ 食べられそうなものは何かと聞いたところ，プリンや柔らかいパンがいいようだ。
④ 治療と副作用の説明が医師からあったとき，患者はショックを受けて泣き，夫は慰めていた。

解答例
✕ 患者が検査に行っている間に，シーツ交換や環境整備を行っていたところ戻ってきた。
◎ 患者が検査に行っている間に，シーツ交換や環境整備を行っていたところ，**患者が**戻ってきた。
➡ 主語と述語が合っていません。シーツ交換と環境整備をしていたのは看護師ですが，戻ってきたのは患者です。

✕ 他患者のいびきで眠れなかったとの訴えが聞かれたため，夜勤でいびきに注意する。
◎ 他患者のいびきで眠れなかったとの訴えが聞かれたため，夜勤で**他患者の**いびきに注意する。
➡ 誰が誰のいびきに注意すべきか示しましょう。言葉が足りませんよ。

✕ 食べられそうなものは何かと聞いたところ，プリンや柔らかいパンがいいようだ。
◎ 食べられそうなものは何かと聞いたところ，プリンや柔らかいパンがいい**と答えた**。
➡ 食べられそうなものを患者に尋ねたのですから，それに対する患者の回答を示しましょう。「いいようだ」は，看護師の解釈であり，回答そのものではありませんね。

✕ 治療と副作用の説明が医師からあったとき，患者はショックを受けて泣き，夫は慰めていた。
◎ 治療と副作用の説明が医師からあったとき，患者はショックを受けて泣き，夫**が**慰めていた。
➡ 患者と夫の行動が並列になっています。「夫は慰めていた」と書くと，夫が慰めていた対象が誰なのかはっきりしません。「夫が」とすれば，書かなくても対象が**患者である**ことがわかります。

誤字脱字は，書いたあとに見直ししか防ぐ手はありません。書いて安心してしまわず，必ず読み返しましょう。

Q4 個別性を出して書くのが難しいです。短時間で書こうと思うといつも同じような記録になってしまい，この人特有の記録ではない感じがします。どうしたらよいでしょうか。

A4 個別性を最も表現しやすいのは，看護計画と考えます。日々行っている細やかな工夫や配慮を丁寧に記載することにより，その人らしい計画になっていきます。看護計画を見れば，患者さんの名前がわかるくらいになると完璧です。どの計画も同じであるとすれば，複数の患者さんに同じケアをしていることになりますので，問題です。個別性を出すための記載例を**表28**に示します。

　また，みなさんが日々作成する経過記録は，計画にもとづいて行われるケアをおもとして記載するものです。計画に沿ったケアを確実に提供し，そして記載することが，個別性の最たるものといえます。

Q5 薬を使ったとき，「mg」などの単位まで書くかどうか悩みます。時間がなく書かずに終わることが多いのですが，書いたほうがよいですか。

A5 少しでも書く時間を削減したいという気持ちは，よくわかります。ただ，「g」と「mg」では，1,000倍の差があります。与薬とは，正確な量を確認しながら準備，投薬，記録までを確実に行うことをさします。看護師の行為には常に責任がともないます。確実に実施したことを証明するためには，単位までの正確な記載が必要です。時間削減は，無駄な時間をなくすという考え方です。大切なことには時間を使いましょう。

表28　個別性を出すための記載例

修正前	修正後
環境を整える。	ごみ箱は床頭台の前に置く。シーツ上の毛髪を訪室時に掃除する。
歩行時の安全に留意する。	靴のかかとを踏んでいないか歩行前に確認する。歩行時は右側に立つ。歩行中は後ろから話しかけない。
排尿をうながす。	6時，朝食前，10時，昼食前，14時，夕食前，21時，3時に排尿をうながす。
検査の説明を丁寧に行う。	検査に行くために病棟を出る時間を紙に書いて渡す。
疼痛の観察を行う。	ペインスケールを4時間おきに書いてもらうよう説明し，1日3回（6時，14時，19時）確認する。
好みに配慮して洗髪を行う。	持参のシャンプーを用いて，週に2回（火・金）洗髪を行う。
会話に留意する。	左耳が聞こえにくいため，右側から話しかける。

Q6 書き間違いに気づいたときは修正してもよいでしょうか。電子カルテを使っていますが，2週間前の記録に間違いがあることに気づきました。記載日から時間がたっていますが，現時点で修正してもいいでしょうか。改ざんと思われませんか。

A6 記録の間違いに気づいたときは，すぐにその場で修正しましょう。電子カルテの場合，修正した日時が自動的に保存されますが，念のために，修正した理由と日時，時間を明確に記載しておくと安心です。

Q7 今後，起こりそうな気がかりなことを書いてもよいですか。記録は「事実を書く」と学びました。患者さんとの会話で，治療方針の決定について悩んでおり，不眠になるおそれがあると考えました。現在，問題は発生していません。

A7 アセスメントとして書くことは可能です。ただ，「不安の増強」「不眠のおそれ」などに関して，どの情報からそのように考えたのか，その根拠となる事実をあわせて書く必要があります。「事実」と「アセスメント」はある意味，セットになっています。観察したことや患者さんの言葉などの記載がないと，なんとなく思った，感じたという感想となってしまうので，気をつけましょう。

Q8 医師が患者・家族に治療方針について説明する場面に同席しました。医師から詳細な説明があり，患者・家族はよく理解できているようでした。記録を作成するにあたり，看護師は医師の説明内容も書くのでしょうか。

A8 医師が説明した内容は書かなくてよいです。実際に説明した医師が自身で記載します。実施した人が責任をもって書くことが原則です。アセスメントに必要な情報であれば，医師からの説明内容であることを明確にしたうえで抜粋し，部分的に書くとよいですね。そうすることで，読む人の理解をうながすことになります。

Q9 略語の使い方についてです．文が長くなりすぎるので，略語を使いたいのですが，ボルタレン坐薬を"ボルサポ"と書いたら注意されました．院内に略語の一覧表はありません．病棟によって略語が違うように感じます．

A9 略語は，文字数が多い言葉や，画数が多い漢字を書くときに使えると便利ですね．看護師が使う略語には，「WC（wheel chair）：車いす」「BB（bed bath）：清拭」「GE（glycerin enema）：グリセリン浣腸」などがあります．「Af（atrial fibrillation）：心房細動」「CPR（cardiopulmonary resuscitation）：心肺蘇生法」などはよく使われますし，医師は病名の記載に略語を用いることが多いですね．ご質問の坐薬は「supp（suppsitory）」ですので，"ボルタレン supp"と書くことについては，問題ないでしょう．

略語の使用においては，記録の原則である，誰が見ても同じように理解できることが重要です．そのため，院内のみで通用する略語を設定して使用することはさけましょう．院内で規定されておらず記載に迷う場合や，正式ではない略語が混在している場合は，施設で略語集を作成するか，何らかの本を導入するなどして統一することが望ましいです．その際には，国による保健医療情報分野の標準規格や医学系学術団体が発行するガイドラインなどに掲載された略語を用いましょう[6]．表29 に一般的な略語の一覧を示します．どの略語を用いるのか，施設で統一するとよいでしょう．

略語ではありませんが，記録に書かれることがある用語・表現を p37 の **NOTE** に紹介します．これらは，ガイドラインなどに掲載されているものです．

表29 略語一覧

略語	英語	日本語
職種，資格関連		
Ns.	nurse	看護師
RN	registered nurse	正看護師
Doc, Dr.	doctor	医師
PT	physical therapist	理学療法士
OT	occupational therapist	作業療法士
ST	speech therapist	言語療法士
CE	clinical engineer	臨床工学技士
MSW	medical social worker	医療ソーシャルワーカー
SN	student nurse	看護学生
看護ケア関連		
BB	bed bath	清拭
FB	foot bath	足浴
WC	wheel chair	車いす
検査関連		
Xp	X-ray photograph	X線写真
ECG	electrocardiogram	心電図
EKG	electrokardiogramm (ドイツ語)	
EEG	elektroencephalogram	脳波
PaO$_2$	arterial oxygen tension	動脈血酸素分圧
SaO$_2$	arterial oxygen saturation	動脈血酸素飽和度
FBS	fasting blood sugar level	空腹時血糖値
CF (S)	colonofiberscope	大腸ファイバースコープ
GF (S)	gastrofiberscope	胃（十二指腸）ファイバースコープ
BF (S)	bronchofiberscope	気管支ファイバースコープ
薬・治療・処置関連		
tab	tablet	錠剤
OD (錠)	orally disintegrating (tablet)	口腔内崩壊（錠）
supp	suppository	坐薬
oint	ointment	軟膏
cap	capsule	カプセル
GE	glycerin enema	グリセリン浣腸
IVH	intravenous hyperalimentation	高カロリー輸液
CVP	central venous pressure	中心静脈圧
CVH	central venous hyperalimentation	中心静脈栄養法
NG tube	nasogastric tube	経鼻胃チューブ
FFP	fresh frozen plasma	新鮮凍結血漿
CRC	concentrated red cell	濃厚赤血球
CPR	cardiopulmonary resuscitation	心肺蘇生
症状・徴候関連		
Af	atrial fibrillation	心房細動
Vf	ventricular fibrillation	心室細動
VT	ventricular tachycardia	心室頻拍
PSVT	paroxysmal supraventricular tachycardia	発作性上室頻拍
治療・処置室関連		
ER	emergency room	救急室または救急外来
OR	operating room	手術室
RR	recovery room	回復室
ICU	intensive care unit	集中治療室
NICU	neonatal intensive care unit	新生児集中治療室

記録に書かれることがある用語・表現

1. 有害事象の評価や報告に用いられる用語

「有害事象共通用語規準 v 4.0 日本語訳 JCOG 版（CTCAE v 4.0-JCOG）」は，有害事象（adverse events：AE）の評価や報告に用いることができる記述的用語集です．各有害事象の重症度は Grade で示します（表 30）[7]．

表 30 有害事象の重症度（Grade）

Grade は AE の重症度を意味する．CTCAE では Grade 1～5 を以下の原則に従って定義しており，各 AE の重症度の説明を個別に記載している．	
Grade 1	軽症；症状がない，または軽度の症状がある；臨床所見または検査所見のみ；治療を要さない
Grade 2	中等症；最小限/局所的/非侵襲的治療を要する；年齢相応の身の回り以外の日常生活動作の制限※
Grade 3	重症または医学的に重大であるが，ただちに生命を脅かすものではない；入院または入院期間の延長を要する；活動不能/動作不能；身の回りの日常生活動作の制限※※
Grade 4	生命を脅かす；緊急処置を要する
Grade 5	AE による死亡

Grade 説明文中のセミコロン（；）は「または」を意味する．
※身の回り以外の日常生活動作（instrumental ADL）とは食事の準備，日用品や衣服の買い物，電話の使用，金銭の管理などをさす．
※※身の回りの日常生活動作（self care ADL）とは入浴，着衣・脱衣，食事の摂取，トイレの使用，薬の内服をさす．
〔日本臨床腫瘍研究グループ（Japan Clinical Oncology Group：JCOG）（訳）：有害事象共通用語規準 v 4.0 日本語訳 JCOG 版（CTCAE v 4.0-JCOG）より引用．JCOG ホームページ（http://www.jcog.jp/）〕

書き方の例①──口腔粘膜炎の場合

放射線治療などによる口腔粘膜炎の Grade は，表 31 ようになります[8]．記録には「Grade 1 の口腔粘膜炎」などと書きます．

表 31 口腔粘膜炎の Grade

Grade	Grade 1	Grade 2	Grade 3	Grade 4	Grade 5
有害事象の状況	症状がない，または軽度の症状がある；治療を要さない	中等度の疼痛；経口摂取に支障がない；食事の変更を要する	高度の疼痛；経口摂取に支障がある	生命を脅かす；緊急処置を要する	死亡

〔日本臨床腫瘍研究グループ（Japan Clinical Oncology Group：JCOG）（訳）：有害事象共通用語規準 v 4.0 日本語訳 JCOG 版（CTCAE v 4.0-JCOG）より引用，改変．JCOG ホームページ（http://www.jcog.jp/）〕

（つづく）

書き方の例②—食欲不振の場合

化学療法などによる食欲不振の Grade は，表 32 ようになります[9]。記録には「Grade 2 の食欲不振あり」などと書きます。

表 32　食欲不振の Grade

Grade	Grade 1	Grade 2	Grade 3	Grade 4	Grade 5
有害事象の状況	食生活の変化を伴わない食欲低下	顕著な体重減少や栄養失調を伴わない摂食量の変化；経口栄養剤による補充を要する	顕著な体重減少または栄養失調を伴う(例：カロリーや水分の経口摂取が不十分)；静脈内輸液/経管栄養/TPN を要する	生命を脅かす；緊急処置を要する	死亡

〔日本臨床腫瘍研究グループ（Japan Clinical Oncology Group：JCOG）（訳）：有害事象共通用語規準 v 4.0 日本語訳 JCOG 版（CTCAE v 4.0-JCOG）より引用，改変．JCOG ホームページ（http://www.jcog.jp/）〕

2. つらさと支障の寒暖計（図 3）[10]

がん患者の適応障害，うつ病のスクリーニングのための自記式質問票です。記載された点数を確認することで，がん患者の精神的なつらさの理解に役立ちます。記録には「つらさの寒暖計が 5 点」などと書きます。気持ちのつらさの点数が 4 点以上，かつ生活支障度の点数が 3 点以上の場合，適応障害や大うつ病などの，治療が必要な精神症状が疑われます。寒暖計の使用における注意点については，国立がん研究センター精神腫瘍グループの HP（http://plaza.umin.ac.jp/~pcpkg/dit/dit.pdf）などで確認してください。

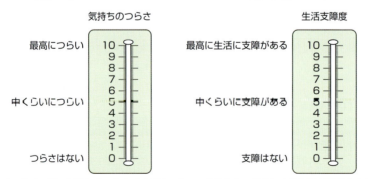

図 3　つらさと支障の寒暖計
(清水 研，浅井真理子，中野智仁，ほか：造血幹細胞移植を受ける血液がん患者に対する精神症状スクリーニング．総合病院精神医学 20：124，日本総合病院精神医学会，2008)

引用文献

1) 諏訪茂樹：対人援助とコミュニケーション―主体的に学び，完成を磨く 第2版. pp 60-71, 中央法規, 2010
2) 福井大学医学部附属病院看護部ウェブサイト, PNS 紹介
 www.hosp.u-fukui.ac.jp/05kangobu/works/pns/（2018年9月30日閲覧）
3) 新村 出（編）：広辞苑 第七版―話し言葉. p 2372, 岩波書店, 2018
4) 名柄 迪, 茅野直子：書き言葉と話し言葉の相違点. 名柄 迪（監修）：外国人のための日本語例文・問題シリーズ 9. pp 44-45, 荒竹出版, 1989
5) 前掲 3), p 1379
6) 日本看護協会：看護記録に関する指針. p 4, 日本看護協会, 2018
7) 日本臨床腫瘍研究グループ（Japan Clinical Oncology Group：JCOG）（訳）：有害事象共通用語規準 v 4.0 日本語訳 JCOG 版（CTCAE v 4.0-JCOG）. pp 1-2, JCOG 運営事務局, 2017
 http://www.jcog.jp/doctor/tool/CTCAEv4J_20170912_v20_1.pdf（2018年9月1日閲覧）
8) 前掲 7), p 18
9) 前掲 7), p 39
10) 清水 研, 浅井真理子, 中野智仁, ほか：造血幹細胞移植を受ける血液がん患者に対する精神症状スクリーニング. 総合病院精神医学 20：124, 日本総合病院精神医学会, 2008

総論 アセスメント再考

「アセスメントがうまく書けない，何を書けばよいのか」という質問を受けることがよくあります。あなたは，「アセスメントとは何ですか」と尋ねられたら，どのように答えますか。そもそもアセスメントとは何をさすのでしょう。

ここでは，アセスメントについて整理してみましょう。

1. アセスメントとは

アセスメントとは，情報を収集し，それらを分析したり統合して，何らかの結論を出すことです。その<u>検討過程</u>をさす場合と，<u>結果</u>をさす場合があります。看護師はいろいろな場でアセスメントをしていますが，明確に理解するために，アセスメントの内容を入院時の情報収集の段階と，日々のケア過程に分けて考えてみます。

1 （入院時の）情報収集の段階におけるアセスメント (図4)

入院患者と初めて会うとき，ケアの内容や方法を検討するために，いろいろな情報

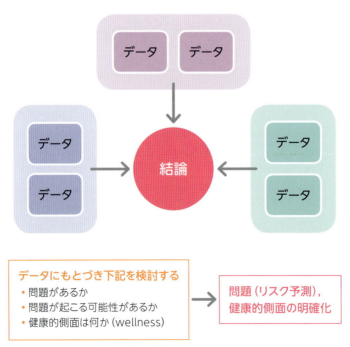

図4　（入院時の）情報収集の段階におけるアセスメント

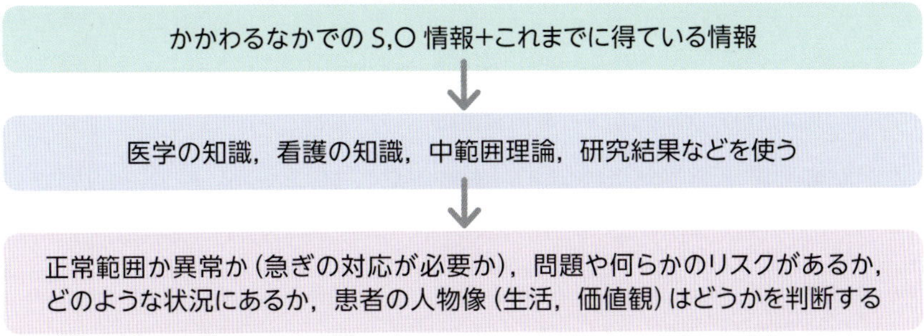

```
┌─────────────────────────────────────────┐
│  かかわるなかでのS, O情報＋これまでに得ている情報  │
└─────────────────────────────────────────┘
                    ↓
┌─────────────────────────────────────────┐
│  医学の知識，看護の知識，中範囲理論，研究結果などを使う  │
└─────────────────────────────────────────┘
                    ↓
┌─────────────────────────────────────────┐
│ 正常範囲か異常か（急ぎの対応が必要か），問題や何らかのリスクがあるか，│
│ どのような状況にあるか，患者の人物像（生活，価値観）はどうかを判断する│
└─────────────────────────────────────────┘
```

図5　日々のケア過程におけるアセスメント

を集めます。全体像を把握すべく，疾患に関する認識や治療の受け止め状況，既往歴，ADLの状況，家族背景，アレルギーの有無など，さまざまなことを尋ねます。それらをもとに，入院の時点でどのような看護問題やリスクがあるかなど，問題の明確化（リスクの予測）をはかるのが，1つ目のアセスメントです。入院時のアセスメントでは，問題（または強み）の抽出と明確化に焦点をあてます。入院生活には種々の制約がともなうため，患者は多くの不安や緊張感をもちつつ毎日を過ごすことになります。それらの大変さや，症状からくる苦痛を早期に軽減し，治療にスムーズに臨めるようにするためには，入院時からの的確なアセスメントが欠かせません。入院時にすべてを把握することはできませんが，聴く姿勢を示すなどの工夫をしつつ，患者が困っていることを早く発見できるように努めましょう。

2 日々のケア過程におけるアセスメント（図5）

日々患者にかかわるなかでのアセスメントでは，集める情報は多種多様で，内容も多岐にわたります。観察により得られた情報から異常の早期発見，問題の明確化やリスク予測，問題や計画の評価を行ったり，患者の発言や行動などから人物像や心理などをアセスメントすることもあります。実際にかかわりをもつなかでのアセスメントでは，多くの情報が得られる分，中身が深くなります。

2. アセスメントに中範囲理論と研究結果を活用する

アセスメントの際に，医学・看護の知識はもちろん，中範囲理論や研究結果などを活用すると，その根拠が明らかになります。ここでは，それらをどのようにアセスメントに活かすのかについて説明します。

1 中範囲理論を活用する

1 看護の理論について

「理論」と聞いたときに，頭に浮かぶのはどのようなことですか。看護学生時代

メタ理論 (Meta-Theory)	看護理論のための理論：看護理論の特徴や見方に関する幅広い問題を論じるもの[1]
大理論 (Grand Theory)	ナイチンゲール，トラベルビー，ロイ，オレム，ロジャースなど
中範囲理論 (Middle-Range Theory)	危機理論，ストレス・コーピング理論，ヘルスプロモーション理論など
実践理論 (Practice Theory)	穏やかなエンド・オブ・ライフ理論[2]，中高年女性における身体活動に対する考え方の状況特定理論[3]，心不全患者のセルフケアに関する状況特定理論[4]など

抽象度 高 ↑ 低

文献 1）～4）は下記を参照のこと
1) 坂下玲子：看護理論とその展開　Transitions Theory からの考察．看護研究 49（2）：96-103，2016
2) Ruland CM, Moore SM：Theory construction based on standards of care: a proposed theory of the peaceful end of life. Nurs Outlook 46（4）：169-175，1998
3) Im EO, Stuifbergen AK, Walker L：A situation-specific theory of Midlife Women's Attitudes Toward Physical Activity（MAPA）．Nurs Outlook 58（1）：52-58，2010
4) Riegel B, Dickson VV：A situation-specific theory of heart failure self-care. J Cardiovasc Nurs 23（3）：190-196，2008

図6　看護理論の分類

に，「看護とは」「人間とは」「健康とは」などについて，ナイチンゲール，トラベルビー，ロイなどの理論家が示す定義（説明）を読んだことや，各理論家がどのようなことを述べているか苦労して調べたかもしれません．理論は，扱っているものの大きさや抽象度から4つに分類されます（**図6**）．

　ナイチンゲールやロイの理論は，大理論に該当します．大理論は，最も広い範囲の理論で，抽象的な概念で構成されています[1]．彼らは「看護とは」の定義づけをしていますが，「看護」はその機能や領域，場がさまざまであることから，端的に言い表すことがやや難しい，複雑な概念です．一言では表現できない事柄の理解をうながすものと考えるとよいでしょう．

　一方，中範囲理論は，ある特定の現象の説明や現象間の関連およびその影響とその結果，さらにその現象がほかの現象に影響する予測などを説明可能にしたものです[2]．大理論よりも範囲が限定され，具体的になっていることがわかりますね．中範囲理論には，危機理論，ストレス・コーピング理論，ヘルスプロモーション理論，死の受容過程理論などが該当します．中範囲理論の役割（機能）は，現象の記述，説明，予測をすることです[3]．方法や手順が示されているわけではありませんが，アセスメントやケアの方向を理解・検討するうえで助けとなります．中範囲理論を理解しておくと，アセスメントの根拠が科学的かつ明確になります．

2 中範囲理論を活用してみる

　実際にどのようにアセスメントに活用するのか，一緒に考えていきましょう．
　ここでは，中範囲理論である健康行動理論に含まれるモデルの1つ「トランスセオレティカル・モデル（行動変容段階モデル）」を用いて説明していきます．健康行

動理論とは、簡単にいうと、「健康によい行動に対して、人がやる気をもつことができるための条件を提示したもの」です[4]。モデルとは、理論が提示する記述や説明、予測を具体的に示したものです。

以下では、栗之介さんと桃太さんの事例をとおして、このモデルがどのようにアセスメントに活用できるか考えてみましょう。

 事例をとおして一緒に考えてみましょう

40歳代男性の栗之介さんと桃太さんは、検査目的で入院した患者です。結果に異常はありませんでしたが、2人ともBMIが30を超え、高血圧、脂質異常症を抱えていることもあり、減量が必要です。

2人は、各主治医から「近いうちに退院ですが、健康を守るために減量が必要です。バランスのよい食事をとり、週3回くらい運動してください」と言われ、それぞれ「はい、わかりました」と答えました。2人は、心のなかでは以下のように思っていました。

この忙しいなかで、食事や運動に気を配るなんて絶対無理だ。風呂上がりのビールや、休みの日にごろごろすることは欠かせない。まだ若いから大丈夫だろう。50歳を過ぎたら考えればいい。

栗之介さん

やせないといけないとは思っていたが……。やっぱりこのままではまずいのか。ほとんど運動していなかったし、好きなものを好きなだけ食べていた。退院したらすぐに生活を変えないと……。さっそく妻にも相談してみなくては。

桃太さん

いかがですか。この事例の場合、看護師による食事や運動に関する指導[5]として、口頭、パンフレット、映像などの方法で肥満による弊害や減量の利点を伝えるなどが考えられますが、2人の心のなかの考えは大きく異なっているのがわかりますね。患者がどのように感じ、考えているかにより、介入方法を変えたほうがよいことはわかると思います。では、どうすればよいかのヒントを得るために、ここでトランスセオレティカル・モデルを用いて考えてみます。

このモデルでは、人の行動変容は5つの段階をとおるプロセスと考えられています（図7）[5]。5段階とは、無関心期（前準備期）→関心期→準備期→行動期→維持期をさします。行動変容をうながす場合は、各段階に適した介入をすることが推奨されています。2人の状況をモデルに照らし合わせると、栗之介さんは食事改善や運動の実

---

[5] 指導というと、"教える"という印象が強いですが、ここでは"対等な立場でともに考える、支援する"という意味で使っています。

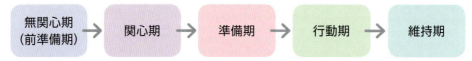

各段階の状況
無関心期：6か月以内に行動を変えようとは考えていない
関心期　：6か月以内に行動を変えようと考えている
準備期　：1か月以内に行動を変えようと考えている
行動期　：行動を変えて6か月未満である
維持期　：行動を変えて6か月以上である

図7　トランスセオレティカル・モデル（行動変容段階モデル）
(Prochaska JO, Velicer WF：The transtheoretical model of health behavior change. Am J Health Promot 12(1)：38-48, 1997)

無関心期（前準備期）	意識の高揚	減量（食事管理・運動）に関する（新しい）情報を伝え、行動を変える意識を高めてもらう
	感情的経験	減量しないと「まずい」と思ってもらう
	環境の再評価	減量しないことでの周りの人や環境への影響を考えてもらう
関心期	自己の再評価	減量できていない自分をあまりよくないイメージに、減量している（できている）自分をポジティブにイメージしてもらう
準備期	コミットメント（自己の解放）	減量していけるという自信をもち、減量することを周りに宣言してもらう
行動期＆維持期	行動置換（逆条件づけ）	ストレスに対し、これまでの食事や運動していなかった生活による利点を、ほかの行動に置き換え対処してもらう
	援助関係の利点	食事管理や運動を継続するうえで、周りからのサポートを得て活用してもらう
	強化マネジメント	食事管理や運動を継続していることに対し、ごほうびを提供することを提案する
	刺激の統制	食事管理や運動を続けやすい環境をつくってもらう

※各段階での介入には，患者が実施するものだけでなく，看護師が行うものも含む（例：刺激の統制の「環境をつくる」）

図8　トランスセオレティカル・モデルにおける各段階への働きかけ
〔Prochaska JO, Velicer WF：The transtheoretical model of health behavior change. Am J Health Promot 12(1)：38-48, 1997. 松本千明：トランスセオレティカル・モデル（変化のステージモデル）．保健信念モデル．黒田裕子（監修）：看護診断のためのよくわかる中範囲理論. pp 48-49, 学研メディカル秀潤社, 2009〕

施に取り組むことを考えていないため「無関心期」に，桃太さんは今すぐ実行しようとしているため「準備期」にあるとアセスメントできます。

　次に，**図8**[5,6)]にトランスセオレティカル・モデルにおける各段階への働きかけを示します。働きかけの内容は，多くの患者に当てはまるように，やや大まかな表現になっています。栗之介さんのように，現時点で取り組む気持ちがない人に対する働きかけとしては，意識の高揚，感情的経験，環境の再評価が考えられます。

　働きかけやケアを検討する際には，たとえば，実際にどのような食事をとっていた

のか，1日何食だったか，そのような食事になった理由は何か，得意な運動は何か，今の生活で取り入れられそうか，障害になっているのは何かなど，さらに情報を得る必要があります。患者の生活や考えを正確に把握したうえでケアを計画することで，個別性のある計画になっていきます。

　中範囲理論やそのモデルは，あなたのアセスメントやケアの根拠を裏付けてくれるものであることがわかりましたね。

2 研究結果を活用する

　みなさんも看護研究に取り組んでいると思いますが，実際に研究をどのようにアセスメントに活用できるか，考えてみましょう。

1 がん患者の心の反応に関する研究

　がんの診断を受けたときの衝撃は大きいですが，その衝撃はずっと続くわけではありません。次第に気持ちが落ち着き，前向きに治療に取り組む人が多いことをみなさんも経験的に知っていることでしょう。では，衝撃を受けたあと，どのように気持ちが変化していくのでしょうか。がんの診断を受けることを1つの危機ととらえ，診断時からそれ以降の心の反応を，時期ごとに表したものを表34[7]に示します。これは，マッシーらによる研究や経験をもとに作成されたものです。

表34　がん患者の危機に対する正常な反応

期間（※個人差あり）	経過	症状・反応
2〜3日（1週間以内）	第1相（初期反応）	・疑惑 「誤診ではないか」 「ほかの人の検査結果と入れ替わったのではないか」 ・否認 「自分に限ってそんなはずはない」 ・絶望 「初めからわかっていた」 「もうダメだ」 「いまさら治療を受ける必要はない」
1〜2週間	第2相（精神不安）	・混乱 ・不安 ・悲哀感 ・抑うつ気分 ・不眠 ・集中力低下 ・これまでと同様の日常活動が困難
2週間以降	第3相（適応）	・新しい情報に順応する ・現実の問題に直面する ・楽観的になろうとする ・さまざまな動き（たとえば，新しい，あるいは修正した治療計画や別の目標）に取り組み始める

〔Mary Jane Massie, Jimmie C Holland（著），今井皖才，万代慎逸（訳）：正常反応と精神障害. Jimmie C Holland, Rowland Julia Howe（編），河野博臣，濃沼信夫，神代尚芳（監訳）：サイコオンコロジー2―がん患者のための総合医療. p7, メディサイエンス社，1993をもとに作成〕

がんの診断を受けた直後〜数日間は，第1相にあると考えられます。その時期に患者が「誤診ではないか」と疑惑をもつことや，「そんなはずはない」と否認することがあっても，正常な反応とアセスメントできます。患者のおかれている状況を把握し，訴えをよく聴き，気持ちを理解しようとすることが大切です。第2相では，患者は混乱し，時に何度も同じ質問をしてくるかもしれません。この時期の反応を理解しておけば，「さっきも説明したのにおかしい」とは思わず，不安や集中力低下のためだとアセスメントできるでしょう。このような場合は，ゆったりとした時間をもち，支持的にかかわることが重要です[8]。再び治療に関する説明を行う際には，患者が説明を希望しているのか，何を聞きたいのか，それとも気持ちを聴いてほしいのかを把握し，どこまで，どのように説明するか，医師とともに検討する必要があります。

研究結果をアセスメントに活用することで，その根拠が明確になり，信ぴょう性が増すと考えます。

3 中範囲理論や研究結果をアセスメントに活用する際の留意点

患者を無理に理論や研究結果に当てはめてはいけません。理論は似たような状況にある多くの人の反応から導き出された1つのツールですが，100人に調査した場合，100人が全く同じ回答をするとは限りません。95人は同じ意見や感覚をもつかもしれませんが，残りの5人くらいは異なる可能性があることは容易に想像できますね。すべての人に適用できるわけではないことを常に念頭において活用しましょう。

3. アセスメント記載時の留意点

これまでのところで，みなさんがあらゆる場面でアセスメントを行っていることや，アセスメントに中範囲理論や研究結果を活かせることを確認しました。ここでは，事例をもとに，アセスメントとして何を書くか考えていきましょう。

> **事例**
>
> 本日，夜勤。6：30ごろから朝の状態観察に回り始め，7：00に60歳代の男性患者を訪れた。患者は，昨日の午前中に大腸がんに対するESD（内視鏡的粘膜下層剥離術）を受けたが，昨日のうちに安静度はフリーになっていた。その後，バイタルサインなど，状態の変化なし。
> 訪室後，睡眠状況や症状の有無を尋ねたところ，「6時ごろだったかな。便が出る感じがあってトイレに行ったとき，出血があった」と話した。さらに詳しく尋ねたところ，量ははっきりわからないがそれほど多くなかった，色は鮮血，腹痛やふらつき，めまい，気分の不快感はない，看護師が寝ていると思いすぐに伝えなかった，と話した。
> T 37.0℃，BP 132/86 mmHg，P 76回/分，R 16回/分。

表35 担当看護師が書いた記録

日付	時間	S	O	A	P	サイン
○月○日	7:00	6時ごろ,便が出る感じがありトイレに行った際,出血があった。	正確な出血量は不明だが,量は多くなく,鮮血だった。腹痛,ふらつき,めまい,気分不快なし。看護師に遠慮してすぐに報告しなかったと話す。	バイタルサイン※に変化なし。ESD後の出血ではないか。急変の可能性あり。はやめの止血処置が必要。	引き続き,頻回に観察していく。	◎◎

※バイタルサインは,フローシートに記載したことにします。

表35に担当看護師が書いた記録を示します。下記の3つのアセスメント記載時の留意点と照らし合せながら,A(アセスメント)を検討していきましょう。また,Aは次のP(計画)にも関連しますので,同時にPもみていきます。

> アセスメント記載時の留意点
> 1 看護師が判断,介入できることを書く
> 2 看護的側面から考えたことを書く
> 3 医師が判断する事項を書くときは,看護師の役割として「・・・した」を書く

担当看護師が書いた記録が適切かどうか3つの留意点に沿って解説します。

アセスメント記載時の留意点 1　看護師が判断,介入できることを書く

➡「ESD後の出血ではないか。急変の可能性あり。はやめの止血処置が必要」
　ESD後の出血の診断と,止血処置の判断および実施は,医師の責務です。看護師はこれらをすることができません。看護師の責任範囲での内容を書きましょう。責任範囲を超える事項を記載すると,誤解をまねくおそれがあります。

アセスメント記載時の留意点 2　看護的側面から考えたことを書く

➡1にも関連しますが,「ESD後の出血ではないか。はやめの止血処置が必要」は,医学的判断です。看護的側面から考えた問題を記載しましょう。

アセスメント記載時の留意点 3　医師が判断する事項を書くときは,看護師の役割として「・・・した」を書く

➡留意点1と2では,医学的判断に関することや看護師の責任範囲を超えることは書かないと示しました。しかし,実際,看護師は合併症の早期発見や予防などを念頭においてケアを行っています。そして,異常の徴候があるときは医師へ報告する義務があります。したがって,医師の範ちゅうにある内容を一切書かないということは不可能です。そこで,これらを書くときは,たとえば,「医師へ報告した」などと加えましょう。

これまでのところで、この記録には複数の箇所で修正が必要だとわかりました。

では、次は、「家族がこの記録を読んだ場合にどう思うか」という視点でみてみましょう。おそらく下記のような種々の疑問や不安が脳裏をよぎることでしょう。

鮮血の出血が生じており、止血処置が必要と判断されているが、対応は観察のみとなっている。大変なことが起こっているのではないか。すぐに止血をするなどの対応が必要ではないか。なぜすぐに処置をしないのか。昨日の処置（ESD）に問題があったのではないか。

Pの欄に「引き続き、頻回に観察していく」とありますが、この表現は、何を書くか迷ったときに使われがちなように思います。しかし、ここには大きな問題があります。「具体的に何について観察するのか」が書かれていません。また、Pに「～していく」と記載した場合は、次の記録を書く人は必ずそれに関する実施内容や結果を書かなければなりません。記載が何もないと、その計画をやっていないのではないかと解釈される危険があります。

これらをふまえ、このような状況が発生したとしたら、あなたはどのように対応しますか。そのとき自分だったら何を考え、どう行動するかを考えながら、A、Pを再度考えてみます。修正例を表36に示します。

Aの欄には、看護師として判断したことをそのまま書きましょう。SとOの欄の情報から、患者の状態として、①出血（下血）があった、②出血量は明確ではないが、量はそれほど多くない様子。色は鮮血であった、③ふらつきやめまい、気分の不快感はない、④バイタルサインに大きな変動はない、⑤看護師に遠慮してすぐに報告しなかった、ということがわかっています。これらの情報から、出血の持続や状態変化の危険性があり、異常の早期発見と危険防止のために、注意深い観察と安静が必要

表36　修正例

日付	時間	S	O	A	P	サイン
○月○日	7:00	6時ごろ、便が出る感じがありトイレに行った際、出血があった。	正確な出血量は不明だが、量は多くなく、鮮血だった。腹痛、ふらつき、めまい、気分不快なし。看護師に遠慮してすぐに報告しなかったと話す。	量が不明確な鮮血の下血あり。気分不快やふらつきはないが、出血の持続や、状態変化が起こる危険性あり。異常の早期発見と対応に努める。	床上安静を保つこと、排泄は車いすで介助するため、ナースコールを押して待つこと、すぐに医師に報告することを説明した。○○医師へ報告した。	◎◎

だとアセスメントすることができるでしょう。アセスメントには，特別なことや医学的判断を書く必要はありません。

また，Pの欄には，①事実をもとにアセスメントし，必要と判断して行ったケア，②アセスメントから今後必要と考えられるケア，③新たにあげることが望ましいと考えられる看護診断（問題），④現在の看護診断（問題）の評価（問題は解決か，解決しつつあるか，継続か）に関することを記載します。

この事例の場合，アセスメントをもとに実践したケアとして，①床上安静の保持，②排泄時は看護師が介助をするため呼ぶようにすること，③状況をすぐに医師に報告することの3つを患者に説明したのに加え，医師へ報告したことをPの欄に書きます。

直近の勤務で，患者にかかわった場面を振り返ってみてください。どうしてその言葉をかけ，その手助けを行ったのでしょうか。そのとき，それが「必要」や「好ましい」と考えた理由の1つひとつすべてが，アセスメントになります。

「記録がSとOばかりになってしまっている。どうしたらAが書けるようになるのか」と尋ねられることがよくあります。医学的判断を書くのは医師の役割ですが，看護師のみなさんは確実に看護的な判断，つまりアセスメントをしていますので，Aの欄に自信をもって書きましょう。

引用文献

1) 江川隆子：中範囲理論を実践に活用する（第1回）総論 中範囲理論と看護診断の関係．看護技術 60(1)：90-95, 2014
2) 前掲1), p 92
3) 野川道子：中範囲理論の特徴と分類．野川道子（編著）：看護実践に活かす中範囲理論 第2版．pp 6-7, メヂカルフレンド社, 2016
4) 松本千明：やる気を引き出す保健指導・患者指導 健康行動理論に基づいて．日本保健医療行動科学会雑誌 31(2)：40-45, 2016
5) Prochaska JO, Velicer WF：The transtheoretical model of health behavior change. Am J Health Promot 12(1)：38-48, 1997
6) 松本千明：保健行動理論．黒田裕子（監修）：看護診断のためのよくわかる中範囲理論．pp 48-49, 学研研究社, 2009
7) Mary Jane Massie, Jimmie C Holland（著），今井皖才，万代慎逸（訳）：正常反応と精神障害．Jimmie C Holland, Rowland Julia Howe（編），河野博臣，濃沼信夫，神代尚芳（監訳）：サイコオンコロジー 2 —がん患者のための総合医療．p 7, メディサイエンス社, 1993
8) 前掲7), pp 257-258

参考文献

1) 中木高夫：看護診断とは看護師が患者のなかに見出した《看護を必要とする現象》のこと．黒田裕子（監修）：看護診断のためのよくわかる中範囲理論．pp 2-8, 学研研究社, 2009
2) 黒田久美子，正木治恵：看護実践に理論を活用する．正木治恵，酒井郁子（編著）：ナーシング・プロフェッション・シリーズ 看護理論の活用—看護実践の問題解決のために．p 15, 医歯薬出版, 2012
3) 嶋崎明美，出口直孝，内海寿子，ほか：【看護記録の質向上のために何ができるか】医療事故防止につながる看護記録のあり方 院内監査とカルテ勉強会を実施して．看護管理 18(4)：274-277, 2008

各論

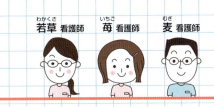

インシデント関連
（記録形式：経時記録）

　この節では，8事例のインシデントの記録について学びます。インシデントや急変が起こったときは，時間に沿って，患者の状態，実施した治療・検査とそれらに対する患者の反応，経緯，ケアなどを記載します。この記録形式を経時記録といいます。
　インシデントの記録（経時記録）の決まりごととして，おもに5つがあげられます。
・起きた事柄は時間を追って順に記録する
・原則として見たり聞いたりしたままの事実を書く
・アセスメント，推測，想像は記載しない
・反省や後悔の気持ちなど，主観的なことは記さない
・インシデントが発生した原因や理由は書かない

　新人看護師の苺さんと麦さんは，インシデントの記録を書くのが初めてで，不安な気持ちでいっぱいのようです。そんな2人に，先輩の若草看護師が記録の書き方やルールを教えることになりました。
　優しく指導する若草看護師と，新人の苺さん・麦さんとの会話をとおして，記録について楽しく学んでいきましょう。

インシデント関連 ❶

転倒・転落

患者Aさん
55歳女性，パーキンソン病の精査・治療目的で入院中，ADL要介助

看護師
苺 看護師（いちご）

指導看護師
若草 看護師（わかくさ）

転倒の状況

14：10 苺看護師は足浴を行うためにAさんを訪室しました。Aさんは端座位では後方へ倒れてしまいますが，車椅子での座位は安定していました。苺看護師は車椅子に座ってもらって足浴を行う計画を立て，Aさんに伝えました。全介助で車椅子へ移乗し，足浴を始めました。

14：13 足浴の途中で，苺看護師は他患者Bさんのシャワー浴が14時30分からだったことを思い出しました。Bさんはふらつきがあるため，シャワー室への移動に見守りを必要としていました。苺看護師は足浴を早く終わらせようと急いで行いました。

14：25 Aさんの足浴が終わり，足浴用の桶を脇に外し，靴下をはいてもらいました。苺看護師はBさんのシャワー浴に間に合わないと思い，Aさんに「すぐ戻ってきますので，すいませんがこのまま待っていてください」と伝え，病室を離れました。

14：27 苺看護師はBさんのシャワー室への移動を見守りました。

14：30 Aさんの病室へ戻ってくると，Aさんが車椅子の前の床に，左側を下にした状態で倒れているのを見つけました。Aさんにどうしたのか尋ねると，「靴を自分で履こうとしたら前から落ちた。頭を床に軽くぶつけてしまった」と言いました。意識はしっかりしています。Aさんを戻そうと思いましたが1人では無理だったので，C看護師を呼び，2人でAさんを抱えてベッド上へ移動させました。

14：35 苺看護師がAさんに「痛いところはありませんか」と尋ねると，Aさんは「痛いところはなか（ない）」と答えました。苺看護師は頭や身体全体を見て，あざや腫脹，発赤，傷などがないか確認しましたが，それらは見られませんでした。四肢の挙上や屈伸は可能で，ふるえなどもありません。BP 110/67 mmHg，P 78回/分，R 16回/分，SpO_2 98%。

14：40 苺看護師は主治医へ連絡し，Aさんが転倒したこと，バイタルサイン，全身状態を報告しました。

14：42 主治医がAさんの診察を行い，頭部を打っていたのでCTを撮ることになりました。

15：00 主治医と苺看護師はストレッチャーでAさんをCT室へ搬送し，撮影を行いました。

15：15 CT上では異常所見はありませんでした。主治医がAさんへ，CT上は異常がなかったことを伝えました。苺看護師は主治医より経過観察するように言われました。苺看護師はAさんに「痛みや吐き気などの症状が出てきたときはすぐに教えてください」と伝えました。また，「1人で動くのは危ないので，トイレなどでベッドから離れるときや，棚にある物などを取りたいときは，必ずナースコールを押してください」と説明しました。Aさんは「はい，わかりました。迷惑をかけてしまいましたね。ごめんなさい」と答えました。

次に，苺看護師が書いた記録を提示します。苺さんにとって初めてのインシデントで，何をどのように書けばよいかわからず，戸惑っているようです。それでは一緒に見てみましょう。

インシデント関連❶ 転倒・転落

苺さんの記録 ✏️

14：10　足浴を行うために訪室する。端座位では後方に倒れるため，<u>安全を考慮し，車椅子へ移乗したほうがよいと考え，車椅子へ移乗して足浴を行った</u>（❶）。

14：25　足浴を終了し，靴下の装着を介助し，<u>患者様へ，すぐ戻って来るのでそのまま待つように伝え，他患者様のシャワー室への移動の見守りのために病室を離れた</u>（❷）。

14：30　病室へ戻ると，<u>自分で勝手に動いて車椅子から落ち，頭を床にぶつけてしまっていた</u>（❸）。<u>意識はしっかりしていた</u>（❹）。<u>C看護師と2人で抱えて，ベッドへ臥床させた</u>（❺）。

14：35　<u>疼痛はないと話した</u>（❻）。頭や身体全体に，打撲痕や腫脹，発赤，傷などなし。手足の動きは変わりなし。<u>バイタルサイン著変なし</u>（❼）。

14：40　<u>主治医へ転倒したことを報告した</u>（❽）。

一緒に考えてみましょう！タイム

 苺「転んだ状況をそのまま書きました。どうでしょうか？」

若草「はい。では，一緒に確認していきましょう」

❶ 安全を考慮し，車椅子へ移乗したほうがよいと考え，車椅子へ移乗して足浴を行った

 若草「"端座位では後方に倒れるため，安全を考慮し，車椅子へ移乗したほうがよいと考え"はアセスメントですね。<mark>アセスメントは経時記録には書きません</mark>」

苺「ああ，そうなのですね。とても注意して行ったので，つい書いてしまいました。気をつけます」

❷ 患者様へ，すぐ戻って来るのでそのまま待つように伝え，他患者様のシャワー室への移動の見守りのために病室を離れた

若草「看護記録には"〜様"などの敬語は使いませんよ」

苺「敬語を使用しないことはわかっていたのですが，つい書いてしまいました。気をつけなきゃ」

一緒に考えてみましょう！タイム

若草 「はい，そうですね。それから，"他患者様のシャワー室への移動の見守りのために" と書いてありますが，Aさんの記録には，他患者のことは書きません。Aさんに直接関連がある場合は別ですが，今回はAさんに直接関係していないですね」

苺 「ああ，そうですね。Aさんの記録なので，Bさんに行ったことは記載する必要はないですね」

❸ 病室へ戻ると，自分で勝手に動いて車椅子から落ち，頭を床にぶつけてしまっていた

若草 「苺さんは，Aさんが動いている様子や頭をぶつける場面を見ましたか？」

苺 「いいえ。どうしてですか？」

若草 「インシデントの記録には原則として事実を書きます。見ていないことは，推測です。見たままを書きましょう。何を見たか，転倒の状況を思い出してみてください」

苺 「えっと……，Aさんが車椅子の前の床に，左側面を下にした状態で倒れていました。驚いて駆け寄って，どうしたのか尋ねると，『靴を自分で履こうとしたら前から落ちた。頭を床に軽くぶつけてしまった』と言っていました」

若草 「はい，よく観察しています。それをそのまま書きましょう。ただし，"驚いて駆け寄って" を書かないのはわかりますね」

苺 「はい。これは気持ちですよね。自分の気持ちなどの主観的なことは，書かないのですね。見たままを書くようにします」

若草 「はい，その調子です。ほかに気になる点はないですか？」

苺 「えっと……あ，"自分で勝手に" と書いてしまっています。ここにも自分の感情が入ってしまっていますね。反省です」

❹ 意識はしっかりしていた

若草 「これは主観的な評価ですね。これだとみんなが同じ基準で評価を行うことができませんね。意識レベルの客観的な評価基準には JCS (p 61) や GCS がありますよ」

苺 「ああ！ そうでした。こういうときに使うのですね。この状態だと，意識清明と記録するべきでした」

❺ C看護師と2人で抱えて，ベッドへ臥床させた

若草 「一箇所だけ修正が必要な点があります」

苺 「えっと……。"させた" ですか？」

若草 「はい，そのとおりです。"～させる" は使役の助動詞です。使役は，広辞苑によると，①人を使って仕事をさせること，他人にある行為をさせること，②(文法用語) 他人に動作を行わせたり事態を引き起こさせたりすること，となっています。患者に何らかの行為を強いるといった印象を与える可能性があるので，使わないようにしましょう」

苺 「はい，わかりました」

一緒に考えてみましょう！タイム

❻ 疼痛はないと話した

 若草 「事実をそのまま書くのが原則ですから，患者の言葉はそのまま記録する必要があります。ただし，誰が見てもわかるように，方言は標準語に直して記録します」

 苺 「発言はそのまま記録し，方言は標準語に直すのですね」

❼ 手足の動きは変わりなし。バイタルサイン著変なし

 若草 「"手足の動きは変わりない"と"バイタルサイン著変なし"は，アセスメントですね。何らかの事実があって，そのように判断したと考えられますが，ここではその事実を書きましょう。観察したことは，誰もが同じように解釈できるように書きましょう。バイタルサインは，数値をそのまま記載してください」

 苺 「ああ，はい。私の解釈になっていました。主観的な記録はしないのでした」

❽ 主治医へ転倒したことを報告した

 若草 「転倒したこと以外に何を報告しましたか？ また，そのあとはどのように対応したのでしょうか？ 転倒・転落ではそのあとの対応についての記載がとても重要です。頭を打っていることもあり，あとから何らかの症状が出てくる可能性があります。事故発生時の対応や継続指示を書くことで，観察が確実にできますし，適切な対応をしたことの証明にもなります。きちんと対応していても，記録がないと，何もしていないとみなされます」

 苺 「ああ，そうでした。あとから症状が出てくることがあるのですね。怖い……対応についても詳細に記録するように気をつけます」

 若草 「その後の転倒・転落を予防するために，患者にどのような対策や指導を行ったかを書いておくことも大切です」

 苺 「そうですね。何度も転倒・転落を起こさないようにするなど，安全管理のうえで記録が役立ちますね」

修正して完成した記録

14：10　足浴を行うために訪室する。端座位では後方に倒れるため，車椅子へ移乗して実施。

14：25　足浴を終了し，靴下の装着を介助する。その後，すぐに戻ってくるのでそのまま待つように伝えて病室を離れた。

14：30　病室へ戻ると，車椅子の前方に，左側を下にして床に倒れている患者Aを発見する。尋ねると，「靴を自分で履こうとしたら前から落ちた。頭を床に軽くぶつけてしまった」と返答あり。意識清明。C看護師と2人で抱えて，ベッド上に移ってもらった。

14：35　疼痛はないかと尋ねると，「痛いところはない」と返答あり。頭部および全身を確認したが，打撲痕や腫脹，発赤，傷などは見られなかった。四肢の挙上・屈伸可能。BP 110/67 mmHg，P 78回/分，R 16回/分，SpO$_2$ 98%。

14：40　主治医へ車椅子から転倒したこと，バイタルサイン，全身状態を報告。

14：42　主治医診察。頭部CT撮影の指示あり。

15：00　主治医とストレッチャーでCT室へ搬送し，撮影を行う。

15：15　主治医より患者Aへ，CT結果の説明あり。経過観察の指示あり。疼痛や悪心などの症状が出てきたときはすぐに知らせること，1人で動くのは危険なため，トイレなどでベッドから離れるときや棚の物を取りたいときなどはナースコールを押すように説明した。Aより「はい，わかりました。迷惑をかけてしまいましたね。ごめんなさい」と返答あり。

　インシデントの記録のルールにのっとり，アセスメントや推測した内容，気持ちといった主観的な感情が省かれ，事実のみを記載した記録に修正されています。また，インシデント発生後の対応について，具体的に記されています。

若草看護師からの ワンポイントアドバイス

　転倒・転落時の記録は，経時記録で，❶発見したときの状況，❷発見したときの症状や観察したこと，❸それに対して医療者がどのように対応したか，❹どのような対策や指導，説明を行ったのかを詳細に記載します。

　転倒・転落直後は症状がなくても，あとからそれが出てくることがあります。発見したときの状況や症状，観察した内容を詳細に記載しておくと，今後出現する可能性がある症状を予測することができるため，観察に役立ち，出現したときに迅速に対応できるようになります。また，インシデント発生後に実施した検査などを具体的に書いておくことは，適切な対応をしていたことの証明にもなります。加えて，さらなる転倒・転落を予防するために，どのような対策や指導，説明を行ったかを記載しておくことも，安全管理の面で重要です。

インシデント関連 ❷

急変

 患者Bさん
54歳男性，心房細動の精査・治療目的で入院中，ADL自立

 看護師
苺(いちご) 看護師

 指導看護師
若草(わかくさ) 看護師

急変の状況

10：30 苺看護師が検温に行くため廊下を歩いていたところ，実習中の看護学生が201号室から出てきて，「早く来てください。Bさんの様子がおかしいです」と言いました。学生がとてもあわてていたので，苺看護師は不安になりました。
Bさんのところへ行き，何度か呼びかけましたが返答がなく，痛み刺激に対しても反応がありません。学生は「受け持ち患者さんと話していたら，隣のBさんのほうからうめくような声が聞こえ，行って声をかけたところ反応がありませんでした」と話しました。Bさんは呼吸をしていますが，脈が弱く，脱力しており，四肢の動きはなく，顔色蒼白です。苺看護師は，すぐに対応しなければとあせりました。

10：33 学生が押したナースコールに返答があったため，苺看護師は，Bさんの意識がないこと，救急カートを持ってきてほしいことを伝えました。苺看護師は，ドキドキしましたが，落ち着くように自分に言い聞かせました（このとき，リーダー看護師は，Bさんの妻に電話をかけ来棟を依頼しました）。

10：35 バイタルサイン測定中にA医師とC看護師が来たため，状況を説明していたところ，突然Bさんの意識が戻りました。BP 146/86 mmHg，P 80回/分，R 16回/分，SpO$_2$ 95％。四肢も自由に動かすことができました。
医師がBさんに尋ねると，「なんだかぼんやりして頭が痛い。何があったのですか」と話しました。すぐにCT検査をするとのことで，C看護師が車椅子で移送しました。Bさんが検査中に，苺看護師はほかの同室患者から「Bさんは，今日はあまり体調がよくないと言っていた」と聞きました。

11：00 頭部CTでは異常なく，さらに検査を進めることになりました。A医師から，来棟していた妻に経過の説明がされました。Bさんの妻は，「急だったのでびっくりしました。意識が戻ってよかった」と話しました。

 さて，あなたが苺看護師だったら何を記録に書きますか？ 場面を振り返って，考えてみましょう。できるだけ簡潔に書いたという，苺さんの記録が次となります。

苺さんの記録

10：30　検温に行く途中で患者 B の意識がないことを発見する。呼吸はしているが，脈が弱く，手足の動きはなく，顔色はよくない（❶）。急変であり，すぐに対応する必要があると考えた（❷）。

ナースコールで，急変なので救急カートを持ってきていただきたいことを急いで伝えた（❸）。落ち着いて対応する必要がある（❹）。リーダー看護師が来棟依頼の電話を妻に入れた。

10：35　救急カートと A 医師，C 看護師が来たところで急に B の意識が戻った（❺）。医師が尋ねると，B は「なんだかぼんやりして頭が痛い。何があったのか」と答え，今日は調子が悪かったと話した（❻）。医師より CT の指示が出たので，意識レベルに気をつけながら車椅子で移送した（❼）。

CT の結果，頭部に異常はなかった（❽）。BP 146/86 mmHg，P 80 回/分，R 16 回/分，SpO_2 95%。

一緒に考えてみましょう！タイム

苺：できるだけ簡潔に書こうと思って頑張ったのですが，どうでしょうか？

若草：苺さん，急変対応よく頑張りましたね。では，1 つずつ確認していきましょう

❶ 検温に行く途中で患者 B の意識がないことを発見する。呼吸はしているが，脈が弱く，手足の動きはなく，顔色はよくない

若草：「最初に発見したのは学生さんで，苺さんは呼ばれて部屋に行ったのですよね？　その状況や学生さんが話した内容を細かく正確に書くのですよ」

苺：「こういう場合は，それらをまとめて書くのは好ましくないのですね」

若草：「はい，事実を丁寧に，そのまま書きましょう」

苺：「はい，わかりました。そのほかに修正する点はありますか？」

若草：「はい。意識レベルの表現には，JCS（p 61）などの指標を用いましょう。そうすると，誰が見ても同じように理解ができますよ。また，"手足の動きはなく，顔色はよくない" とありますが，これは苺さんの判断になります。医療者が使う表現で，見たままに近いものを書きましょう」

苺：「はい，そうします。それと，JCS はしっかり頭に入れておきます」

一緒に考えてみましょう！タイム

❷ 急変であり，すぐに対応する必要があると考えた

若草　「すぐに対応するのは大事なのですが，これはアセスメントです。経時記録にはアセスメントは書きませんよ。事実を，時間を追って書きましょう」

苺　「わかりました。素早く対応しないといけないというのが頭に残っていて記載してしまいました」

❸ ナースコールで，急変なので救急カートを持ってきていただきたいことを急いで伝えた

若草　「最初に訪室したときから時間が経過していますので，ナースコールで報告した時間も正確に書きましょう。経時記録では，実施したこととその時間がわかることがとても重要です」

苺　「ああ，はい。だから急変時は，時間と実施内容をその都度メモに書き残すのですね」

若草　「そうですね。それからもう1つ。記録に，敬語や丁寧語は用いません。"していただいた""してくださった""していらっしゃる""ご家族"などの表現はさけましょう」

苺　「いつも患者・家族には丁寧に，と言われているので，つい使ってしまいました。あ，"急いで"も省いたほうがよいですね。急ぐのは普通ですし……」

若草　「そうですね。時間と実施内容を読めば，迅速に対応しているのがわかります」

❹ 落ち着いて対応する必要がある

苺　「これは，❷と同じで，アセスメントでした。省きます」

若草　「はい，その調子です」

❺ 救急カートとA医師，C看護師が来たところで急にBの意識が戻った

若草　「ここではバイタルサインを測定していますね。測定値は測定時間に合わせて記載しましょう」

苺　「あとでまとめて書くのではなく，タイムリーに書くのですね」

若草　「はい。バイタルサインの状況で対応が変わってくることもあります。患者の状況はどうだったか，それに対して何を行ったのかがわかることがとても大事です。フローシート（検温表）を用いる場合は，バイタルサインはそちらに書いてもよいです。重複して何度も書く必要はありません」

❻ 今日は調子が悪かったと話した

若草　「"調子が悪かった"ということは，他患者から聞いた情報ですね。その場合は，他患者から聞いたということと，聞いたままの内容を書きます」

苺　「あ，そうでした。私が聞いたわけではなかったです」

❼ 医師よりCTの指示が出たので，意識レベルに気をつけながら車椅子で移送した

若草　「ここも"意識レベルに気をつけながら"とのアセスメントが入っていますね。気持ちはわかりますけどね」

苺　「あ，はい……」

インシデント関連❷　急変

一緒に考えてみましょう！タイム

❽ CTの結果，頭部に異常はなかった

若草 「CTの結果が出たのは，移送後，少し時間がたってからですね。その時間を明確に書きましょう。また，"異常はなかった"などの検査結果の具体的な内容は，実際に説明をする医師が責任をもって記載します。各職種の責任に応じて書く内容が変わってきます。それから，説明を受けたあとの，奥さまの反応は重要です。どのような反応だったか丁寧に書きましょうね」

苺 「多くの修正がありますね……。まだまだですが，先輩と同じくらい書けるように頑張ります」

○ 修正して完成した記録 ✏️

 Good!

10：30　看護学生が201号室から出てきて「早く来てください」と言ったので訪室。学生は，患者Bの様子がおかしいと話した。呼名反応なく，JCS Ⅲ-300。呼吸はしているが，脈拍微弱。四肢の脱力あり。顔面蒼白。
　　　　学生は，受け持ち患者と話していた際，うめくような声が聞こえたのでBに声をかけたが返答がなかったと説明した。

10：33　学生が押したナースコールに返答があり，急変であり，救急カートを持ってきてもらうよう伝えた。リーダー看護師が来棟依頼の電話を妻に入れた。

10：35　バイタルサイン測定時，A医師，C看護師が来たので状況を説明していたところ，Bの意識が戻った。BP 146/86 mmHg，P 80回/分，R 16回/分，SpO_2 95％。四肢の動き異常なし。
　　　　医師が尋ねると，Bは「なんだかぼんやりして頭が痛い。何があったのか」と答えた。車椅子でCTへ移送。同室患者は，看護師に，Bが今日は調子が悪いと言っていたと話した。

11：00　A医師より妻にCTの結果と状況の説明あり。妻は「急だったのでびっくりしました。意識が戻ってよかった」と話した。

　経時記録のルールにのっとり，実施内容と時間が正確に記載されています。また，敬語を使用せず，アセスメントの内容は省き，事実を丁寧に記載した記録に修正されています。

若草看護師からの ワンポイントアドバイス

急変時の記録は，経時記録で，❶時間ごとに，❷患者に何が起こったのか，❸それに対してどのように対応したのか，をそのまま書きます。

❶時間ごとに書くためには，メモを取っておくことが大切です。ただ，急変時は迅速な対応が必要ですから，まず人を呼びましょう。複数で対応すれば役割分担が可能になるため，誰かがメモを取ることができますね。

❷患者に何が起こったのかについては，観察したことをそのまま書くことが求められますから，観察力が欠かせません。急変時，いわゆる意識消失やショック時の観察項目は必ず押さえておきましょう。急変時のシミュレーション訓練などが役立つでしょう。

❸どのように対応したのかを書くには，医師の対応をよく観察・理解しておくことが求められます。気管挿管やトラヘルパー（COLUMN）など，急変時に行われやすい処置を把握しておくとよいです。実施された対応について不明確な点がある場合は，早めに医師に確認します。

急変時はあわてあせったりすることが多いため，しばらく感情が高ぶり，記録に向かうことが難しいかもしれません。客観的な視点をもてるように，一呼吸おいて気持ちを落ち着かせてから書きましょう。

インシデント関連❷ **急変**

COLUMN

JCS (Japan Coma Scle)

Ⅰ．刺激しないでも覚醒している状態（1 桁で表現）
0. 意識清明
1. だいたい意識清明だが，今ひとつハッキリしない
2. 見当識（時・場所・人）障害がある
3. 自分の名前・生年月日が言えない
Ⅱ．刺激すると覚醒する状態―刺激を止めると眠り込む（2 桁で表現）
10. 普通の呼びかけで容易に開眼する
20. 大きな声または体を揺さぶることにより開眼する
30. 痛みを加えつつ呼びかけを繰り返すと開眼する
Ⅲ．刺激しても覚醒しない状態（3 桁で表現）
100. 痛み刺激に対し，払いのけるような動作をする
200. 痛み刺激で少し手足を動かしたり，顔をしかめる
300. 痛み刺激に反応しない

トラヘルパー

輪状甲状膜に留置することを目的としたチューブで，気管切開後の気道確保，緊急時の気管切開による気道確保，気管内分泌物の吸引，気管内および気管切開孔の狭窄防止や保持のいずれかを目的として，気管切開後の気管内に挿管して使用。

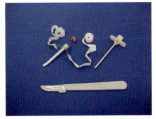

（株式会社トップ　提供）

参考文献
1) 太田富雄，和賀志朗，半田　肇，ほか：意識障害の新しい分類法試案―数量的表現（Ⅲ群 3 段階方式）の可能性について．脳神経外科 2（9）：623-627, 1974
2) 山口陽子，佐藤淳一，山田嘉仁，ほか：新宿駅・副都心に隣接する当院へ二次救急医療機関指定後 3 年間に救急車で搬送された 8,914 例の検討．日本臨床救急医学会雑誌 17（4）：543-550, 2014

インシデント関連 ❸
無断外出

患者Cさん
70歳男性，肺炎で加療のため入院中．現在微熱はあるが身体症状は改善してきている．初期のアルツハイマー型認知症．ADLはほぼ自立

看護師
苺 看護師（いちご）

指導看護師
若草 看護師（わかくさ）

無断外出の状況

5：00 起床後，紺色のジャージズボンとグレーのトレーナーに着替え，廊下を歩いているCさんの様子が見られたため，苺看護師が声をかけると，Cさんは「早く家に帰りたい」と話しました．ここは病院で入院していること，治療が必要なことを説明すると，ベッドに戻っていきました．その後も20分おきくらいに廊下に出てきて，同様の訴えがあり，その都度，入院の必要性を説明し，部屋に戻ってもらいました．

6：30 検温のため訪室すると，鞄に歯ブラシ，携帯電話などの身の回りの物を入れているところでした．Cさんに血圧を測ることを伝えると，「体はどうもないです．だから，今日家に帰ります」と話しました．入院治療が必要であり，食後に医師から説明を聞くようにCさんに伝えましたが，「いや，先生の話は聞かなくていいです」と言いました．不安だったので30分おきに部屋に行き，Cさんが部屋にいることを確認しました．

8：00 Cさんに朝食を配膳すると，いつものように食べはじめました．

8：20 食後薬を持っていきましたが，食事中でした．

8：45 再び訪室すると，Cさんが部屋におらず，いつも使っていたコップや，ベッドに置いてあった鞄がありませんでした．すぐに3名の看護師で院内を捜しました．守衛室にも状況を伝えました．

9：00 発見できなかったため，リーダー看護師を通じて病棟師長，病棟医長，主治医，安全管理部師長に報告しました．主治医は，家族に電話で状況を報告しました．妻は恐縮しつつも，「もし帰ってきたらすぐ電話します」と話しました．
守衛室から，院内のモニターで確認したところ，8時43分にCさんが鞄を持って病院の入口から出ていったところが映っていたとの連絡がありました．

10：30 病院付近の住宅街で，Cさんが道に迷っているのを見た人から警察へ通報があり，保護されたとCさんの妻から電話がありました．警察からの情報では，Cさんに外傷はなく，足取りもしっかりしているとのことでした．妻は「少し休ませてから病院へ戻ります」と話しました．

12：00 妻と独歩で病院に帰ってきました．Cさんは「道に迷って，疲れた．少し休んでもいいですか」と話し，臥床しました．T 37.5℃，BP 118/70mmHg，P 96回/分，R 18回/分，SpO_2 97%．妻は「安心しました．このまま入院で大丈夫でしょうか．家では落ち着いているのですが……」と話しました．退院を含めて検討することを，主治医が妻に説明しました．

さて，あなたが苺看護師だったら何を記録に書きますか？ 状況を振り返って，考えてみましょう．無断外出に関する記録において，押さえておくべきポイントがわからず，印象に残ったことを思うままに書いた苺さんの記録が次となります．

苺さんの記録 ✏️

時刻	記録
5:00	起床後,着替えをして,廊下を歩いている様子があった(❶)。声をかけると,「早く家に帰りたい」と話す。入院加療が必要なことを説明するとベッドに戻ったが,その後も何度も同じ行動が見られていた(❷)。
6:30	検温のため訪室すると,鞄に物品を入れていた(❸)。血圧測定の声かけに「体はどうもないです。だから,今日家に帰ります」と話したため,食後に医師から説明を聞くように伝えるが拒否した(❹)。心配だったため,何度かCの所在を確認した(❺)。
8:00	朝食を配膳し,声をかけると食べ始める。
8:20	配薬のために訪室するが,食事中であった。
8:45	訪室すると不在で,コップや鞄がなくなっているのを発見した。すぐに看護師3名で院内を捜索したが,発見できず。守衛室に連絡。
9:00	リーダー看護師が,病棟師長,病棟医長,主治医,安全管理部師長に報告した。Cは,8時43分に鞄を持ち病院入口より外へ出ていた(❻)。主治医より妻へ電話で状況説明があった(❼)。
10:30	妻より,Cが病院付近の住宅街で迷っているところを警察に保護されたとの連絡あり。警察によると,外傷はなく,足取りもしっかりしているとのことだった。妻より,少し休ませて帰院するとの話あり。
12:00	妻に付き添われてCが帰院する(❽)。

インシデント関連❸ 無断外出

一緒に考えてみましょう! タイム

苺:「一連の流れがわかるように書いてみましたが,ちょっと動揺していたのもあって自信がありません……」

若草:「苺さん,よく頑張りましたね。では,一緒に確認していきましょう」

❶ 起床後,着替えをして,廊下を歩いている様子があった

若草:「このとき,どのような服装に更衣していたか覚えていますか? 書いておくと,あとでCさんを捜すときに役立ちますね」

苺:「あ,そうですね。このときは紺色のジャージズボンとグレーのトレーナーに着替えていました。書いておくと,確かに役立ちますね」

❷ 入院加療が必要なことを説明するとベッドに戻ったが,その後も何度も同じ行動が見られていた

若草:「"その後も何度も同じ"と省略している点はおしいですね。どのくらいの頻度で出てきていたのかや,それに対する対応を書くとよいですね」

一緒に考えてみましょう! タイム

 苺　「そうですね。その事実を書くと，落ち着きがない様子が伝わりますね」

❸ 検温のため訪室すると，鞄に物品を入れていた

 若草　「鞄には何を入れていましたか？　何を持っていったかがわかると，捜すときに役立ちます。携帯電話や財布はどうでしたか？」

 苺　「あ，携帯電話を入れていました。自分から電話をかけることはできませんが，奥さんからの電話を受けていました。あと，歯ブラシを入れていたのも見ました。携帯電話を持っているのがわかれば，電話をかけることもできますね。う〜ん，奥が深いですね」

 若草　「はい，その調子です」

❹ 血圧測定の声かけに「体はどうもないです。だから，今日家に帰ります」と話したため，食後に医師から説明を聞くように伝えるが拒否した

 若草　「"拒否"はとても強い表現です。Cさんは，強く断ったわけではないですよね。Cさんが話した言葉をそのまま書きましょう。事実が大切です」

 苺　「はい，わかりました」

❺ 心配だったため，何度かCの所在を確認した

 苺　「このとき，私，とっても不安だったのです」

 若草　「はい。気持ちはよくわかります。もう気づいているかもしれませんが，自分の感情は記録には書きません。気をつけましょう」

 苺　「はい，わかりました」

 若草　「それからもう1つ。"何度か"とありますが，具体的な時間間隔を書くことが望ましいです」

 苺　「はい。ナースコールが多くバタバタしていましたが，30分おきに見に行っていました。それをきちんと書くのですね」

 若草　「はい。忙しいなかでもよく頑張っていましたね」

❻ Cは，8時43分に鞄を持ち病院入口より外へ出ていた

 若草　「苺さん，"8時43分に病院入口より外へ出ていた"とありますが，これは自分で見たわけではないですよね？」

 苺　「あ，はい。警備さんから聞きました」

若草　「そうですね。その場合，どうすればよいでしょうか？」

苺　「あ，事実をそのまま書く！です。モニターに映っていたとの連絡があったことを書くのでした」

❼ 主治医より妻へ電話で状況説明があった

 若草　「説明時の奥さんの反応はどうでしたか？　その情報は大事ですよ」

一緒に考えてみましょう！タイム

 苺 「奥さんは恐縮していたそうです。そうか，奥さんの反応によって，病院に来たときの支援の内容が変わってくるので，きちんと記録に残す必要がありますね」

❽ 妻に付き添われてCが帰院する

 苺 「あ，ここではCさんの状態や奥さんの反応を書く必要がありますね」

 若草 「はい，そのとおりです。事故がなかったかなど気になりますね。苺さん，だいぶ理解してきたようですね。すばらしいです」

修正して完成した記録

- 5：00　起床後，紺色のジャージズボン，グレーのトレーナーに着替え，廊下を歩く様子が見られた。声をかけると，「早く家に帰りたい」と話す。入院加療が必要なことを説明するとベッドに戻る。20分おきに廊下に出てきており，「帰りたい」との訴えあり。その都度，入院の必要性を説明し，部屋に戻ってもらった。

- 6：30　検温のため訪室すると，鞄に歯ブラシ，携帯電話を入れているところだった。血圧測定の声かけに対して「体はどうもないです。だから，今日家に帰ります」と話したため，状況や入院の必要性について医師から説明を聞くように伝えるが，「いや，先生の話は聞かなくていいです」と話す。

- 7：00　30分おきに訪室し，ベッドにいることを確認した。

- 8：00　朝食を配膳し，声をかけると食べ始める。

- 8：20　配薬のために訪室するが，食事中であった。

- 8：45　訪室すると不在で，コップや鞄がなくなっているのを発見した。すぐに看護師3名で院内を捜索したが，発見できず。守衛室に連絡。

- 9：00　リーダー看護師が，病棟師長，病棟医長，主治医，安全管理部師長に報告した。守衛室より電話で，8時43分にCが鞄を持ち病院入口より外へ出た姿がモニターに映っていたとの連絡あり。主治医より妻へ電話で状況説明を行った。妻は恐縮しつつ，帰ってきたらすぐ電話すると話した。

- 10：30　妻より，Cが病院付近の住宅街で迷っているところを警察に保護されたとの連絡あり。警察によると，外傷はなく，足取りもしっかりしているとのことだった。妻より，少し休ませて帰院するとの話あり。

- 12：00　妻とともに独歩で帰院する。「道に迷って，疲れた。休んでもいいですか」と話し，臥床する。T 37.5℃，BP 118/70 mmHg，P 96回/分，R 18回/分，SpO₂ 97%。
妻が「安心しました。このまま入院で大丈夫でしょうか。家では落ち着いているのですが」と話したため，退院を含めて検討すると主治医より説明があった。

捜索するうえで役立つ,服装や鞄に入れていた物品などの情報が具体的に示されています。また,苺さんが感じた心配などの主観的な感情が省かれ,ありのままの事実を記載した記録に修正されています。

若草看護師からのワンポイントアドバイス

　無断外出時は,経時記録で,❶時間ごとの所在,❷患者の様子,❸最後に所在を確認できた時間と不在発覚時までの時間,❹発覚後の対応,❺家族の反応について,事実を丁寧に書いていくことが大切です。また,❻患者について知り得た情報についても,その都度,事実を明確に書きます。以下,❶～❻の詳細を説明します。

　❶については,ほかのスタッフからの情報も大切です。関係者から情報を得て記録に残しましょう。

　❷たとえば服装はどうだったか,何をしていたか,どんなことを話していたかなどを記録に残しましょう。服装の詳細や,手にしていた物,なくなっている物などを記載しておくと,後々の捜索時にも役立ちます。

　❸患者の所在を最後に確認した時間と不在発覚時の間で,どのくらい時間がたっているかをわかるように書きます。その時間により,連絡する範囲や内容,とるべき行動などが変わってきます。

　❹無断外出が発覚した際は,病院の取り決めに沿って行動します。他部門へ協力を依頼して,早急に捜索を始め,その経過を記録に残します。無断外出時はあわてがちですので,日ごろから連絡体制がどのようになっているかや,どのような対応が必要かなどを確認しておくことも重要です。

　❺患者が病院からいなくなったという状況に直面すると,その家族は混乱し,安全に対する不安も高まります。連絡した際の家族の反応を記載しておくことで,来院時の家族に対する精神的ケアに役立てることができます。

　❻第3者からの患者情報については,いつ,誰から,どのような内容を得たのか,事実をそのまま書きます。憶測で記載しないように注意しましょう。

　無断外出をする際,患者は何らかのサイン(例:寝衣を着替えている,荷物を片付けている,など)を出していることが多くあります。こうした情報は,リスクをアセスメントするときにも役立ちます。普段からアンテナを高く張り,違和感をもったら病棟のスタッフや医師と情報共有し,記録に残しておくとよいでしょう。

　また,無断外出後はその後の対策をスタッフ間で話し合い,カンファレンスの内容を記録に残すことも大切です。加えて,その対策を家族とも共有しておきましょう。

インシデント関連 ❹

誤薬

患者 D さん
32歳女性，初産婦，現役の看護師，妊娠高血圧腎症合併，経腟分娩3日目，ADL自立，内服は自己管理

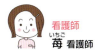
看護師
いちご
苺 看護師

指導看護師
わかくさ
若草 看護師

誤薬の状況

9:30 苺看護師は，朝のラウンドのときにDさんから「分娩後からお通じがなくて，苦しいです。何か薬をいただけませんか?」と言われ，主治医に報告しました。医師は「じゃあ，昼から飲んでもらうように，酸化マグネシウム（マグミット®）を出しておくから」と言いました。

13:00 マグミット錠330 mgが薬剤部から届きました。薬袋には，"毎食後7日分，1日量3，朝1　昼1　夕1"と書かれています。昼食後から内服開始の指示だったため，苺看護師はペアの看護師とダブルチェックを行い，急いでDさんのところに行き，薬を渡しました。その際，Dさんに「お通じを出やすくする薬が届きました。今日の昼から，毎食後に飲んでください。あとで確認させていただきたいので，飲んだあとの殻を薬ケースに入れておいてください」と伝えました。

13:30 午後からのラウンドの際，内服の確認をしたところ，Dさんの薬ケースにはマグミットの殻が3つ入っていました。苺看護師がDさんに「3つ入っていますが，何錠飲まれましたか?」と聞くと，Dさんは薬袋の"1日量3"と書かれている箇所を指さしながら，「ここに3と書かれていたので，3錠飲みました」と答えました。続いて，Dさんは「あらっ，これは1日量ですね。3という数字が先に目についたので，一度に3つ飲んでしまいました……」と言いました。過剰投与がわかった時点で，Dさんに変化はありませんでした。今後，下痢になるおそれがあるため，Dさんに症状があったら知らせてほしいと伝えました。

13:35 主治医へ報告し，様子観察，および下痢が頻回で持続する，苦痛が強いなどの場合は報告するようにとの指示を得ました。

21:30 トイレからナースコールがあり，夜勤のA看護師が行ってみると，Dさんがいました。Dさんは「お腹が痛くて下痢をしました。気分が悪いです」と訴えました。Dさんが冷汗をかいていたため，A看護師は急いでDさんを車椅子で部屋へ移送しました。BP 84/42 mmHg，P 102回/分，R 22回/分，SpO₂ 95%。

21:35 ベッドに臥床して3分くらい経過したころから，気分不良が軽減してきました。BP 104/62 mmHg，P 78回/分，R 18回/分，SpO₂ 98%。

23:30 下痢はその後4回ありましたが，徐々に回復に向かいました。

さて，あなたが苺看護師だったら何を記録に書きますか? 状況を振り返って，考えてみましょう。インシデントの記録の書き方に関するルールを理解しておらず，印象に残ったことを思うままに書いた苺さんの記録が次となります。

苺さんの記録

　朝のラウンドのとき❶，患者Ｄより「分娩後からお通じがなくて，苦しいです。何か薬をいただけませんか」と訴えあり。すぐに主治医へ報告。昼から飲んでもらうように，酸化マグネシウムを処方するとの返事あり。なかなか薬が薬剤部から届かなくて，昼ごはんのあとにやっと届く❷。昼食後からの開始だったため，急いでＤのところに行き，渡した。渡すとき，きちんと説明すればよかったのだがあせっていたため❸，毎食後に飲むことだけしか伝えていなかった。昼からのラウンドの際，内服確認すると，薬ケースの中にマグミットの殻が3つ入っていた。Ｄに内服数を確認すると，薬袋の"1日量3"と表示された箇所を指しながら，「ここに3と書かれていたので，3錠飲みました」と答えた。1回1錠，毎食後服用のところ，1回に3錠服用したことがわかり，インシデントが発覚した。薬袋には，"毎食後7日分，1日量3，朝1　昼1　夕1"と記載されていた。Ｄは，薬袋に表示された3という数字が一番先に目に入ったらしく，思い込みで3錠内服してしまったようであった❹。Ｄが看護師だと知っていたので，薬袋を見ればわかるだろうという思いがどこかにあり，説明を簡略したことも間違いの原因である❺。この時点でＤに体調の変化などは認められなかった。Ｄに，今後，下痢になるおそれがあるため，症状があったら知らせるように伝えた。主治医へ報告し，様子観察と，症状出現時に報告するようにとの指示を得た。その後，夜に下痢で気分不良となったことを当直看護師から聞いた。今後は，急いでいてもあせらず明確に説明を行うようにしたい❻。

一緒に考えてみましょう！タイム

苺：「インシデントの記録を書くのが初めてで，かなり緊張しました。書き方もよくわからなくて……こんな感じでよいでしょうか？」

若草：「苺さん，初めてで戸惑ったことでしょう。インシデントの記録を適切に書くことは，その後の分析や対策の検討につながります。一緒に確認していきましょう」

若草：「まず，インシデントの記録では，起こった事柄を<u>時間を追って順に記載する</u>ことを覚えておいてください」

苺：「あ，そうだったのですね。時間ごとに書くことをわかっていませんでした。そう言われれば，先輩の記録はそのように記載されていたように思います」

若草：「はい。病院の記録のマニュアルで決まっていますので，それも見ておきましょう。何かことが起こったときは，<u>すぐに時計を見る習慣をつける</u>とよいですね」

苺：「はい，そうします」

❶ 朝のラウンドのとき

若草：「朝のラウンドは何時でしたか？」

苺：「確か9時半くらいだったと思います」

一緒に考えてみましょう! タイム

 若草 「まず, その時間を書きましょう。Dさんから便秘の訴えがあり, すぐに主治医に伝えて対応したのでしたね」

❷ なかなか薬が薬剤部から届かなくて, 昼ごはんのあとにやっと届く

 若草 「これも, 何時に薬が届いたのか書きましょう。あと, あせる気持ちはわかりますが, "なかなか届かない"と"やっと"は, 苺さんの思いですね。記録には気持ちなどの主観的なことは記載しませんよ」

 苺 「そうですね。感想文ではないのでした……」

❸ 急いでDのところに行き, 渡した。渡すとき, きちんと説明すればよかったのだがあせっていたため

 苺 「あ, 自分で気づきました。"急いで"はダメでしたね」

 若草 「はい, そうですね。あとはどうですか? "説明すればよかったのだがあせっていたため"とありますが, 記録には反省は書きません。インシデントが起こると, つい自分を責めてしまいますけどね」

 苺 「はい……ああすればよかったと, つい反省しちゃいました」

 若草 「その気持ちはわかりますよ。状況の振り返りなどは, 別の機会にしましょう」

❹ Dは, 薬袋に表示された3という数字が一番先に目に入ったらしく, 思い込みで3錠内服してしまったようであった

 若草 「"目に入ったらしく""飲んでしまったようであった"という表現だと, 事実ではなく, 推測だと受けとられます。記録では推測は記載せず, 事実を書きます。また,「思い込みで飲んだ」とDさんは言っていないですね。Dさんの言葉をそのまま書くほうが望ましいです」

 苺 「記載するのは, あくまで事実なのですね。ということは, 何が起こったのかをしっかり見ることと聞くことが大事ですね」

 若草 「はい, そのとおりです。では, このあとの苺さんの文章で直したほうがよいと思う部分を, 考えてみてください」

❺ Dが看護師だと知っていたので, 薬袋を見ればわかるだろうという思いがどこかにあり, 説明を簡略したことも間違いの原因である

 苺 「これも自分の思いや原因の分析なので, 記録には必要ないと思います」

 若草 「はい, そうですね。よく理解できています」

❻ 今後は, 急いでいてもあせらず明確に説明を行うようにしたい

 苺 「この文は, 今後に向けての自分の考えなので, 不要ですね。全体をみたら, 反省文のような記録になっているのがよくわかります。経時記録は時間を追って, 事実のみを記載し, 反省は書かないことがわかりました」

若草 「はい, その調子です」

○ 修正して完成した記録

9：30　朝のラウンドにて患者Dより「分娩後からお通じがなくて，苦しいです。何か薬をいただけませんか」と訴えあり。すぐに主治医へ報告。昼から飲んでもらうように，酸化マグネシウムを処方するとの返事あり。

13：00　酸化マグネシウムが届いたため，Dのところへ持参し，便秘のための薬で，本日の昼から毎食後の服用であること，飲んだあとの殻は薬ケースに入れてもらうよう説明し，薬を渡した。

13：30　ラウンドの際，内服確認すると，薬ケースの中にマグミットの殻が3つ入っていた。Dに内服数を確認すると，薬袋の"1日量3"と表示された箇所を指しながら，「ここに3と書かれていたので，3錠飲みました」と言い，続けて「これは1日量ですね。3という数字が先に目についたので，一度に3つ飲んでしまいました」と答えた。1回1錠，毎食後服用のところ，1回に3錠服用したことがわかり，インシデントが発覚した。この時点でDに体調の変化などは認められなかった。Dに，今後，下痢になるおそれがあるため，症状があったら知らせるように伝えた。

13：35　主治医へ報告し，様子観察と，症状出現時に報告するようにとの指示を得た。

※インシデントの記録のため，その後の経過は記載していません。

インシデントの記録のルールにのっとり，起こった事柄が時間を追って順に記載されています。また，反省などの主観的な気持ちや，推測・分析した内容が省かれ，事実を記載した記録に修正されています。

若草看護師からの ワンポイントアドバイス

インシデントの記録では，❶時間ごとに，❷どのような経緯で，❸何が起こったのかについて，事実をありのままに書きます。主観的なことや振り返り，反省などは一切書かないようにします。

患者に何も影響が生じなかった場合でも，インシデントの記録を残すことは大切です。なぜなら，そのあとに何か問題が発生する可能性があること，また，再発防止のための対策についての検討やスタッフ間で周知する必要があるためです。

インシデントに直面すると気分が落ち込み，後悔が次々と沸き上がってきますが，反省の気持ちなどは記録には書きません。看護記録は，何が起こったのか，事実を正確に把握するためのものです。気持ちを整理し，冷静になって，客観的な視点で書きましょう。下書きを先輩看護師に見てもらうのもよいですね。

インシデント関連 ❺

胃管チューブの自己抜去

 患者Eさん
81歳男性，イレウス加療で胃管留置中，認知症あり，ADL自立

 看護師
麦 看護師

 指導看護師
若草 看護師

胃管チューブの自己抜去の状況

10:00	麦看護師が訪室すると，Eさんは悪心を訴え，上体を起こし，右上肢で胃管チューブを触っていました。チューブは治療上必要なため，触らないように説明しましたが，その後もチューブを触る動作がみられました。
10:03	麦看護師は，リーダー看護師に状況を報告しました。
10:10	主治医との協議の結果，チューブ抜去予防のために両上肢へミトン[1]を装着することになり，麦看護師はEさんにミトンを装着しました。
12:00	訪室すると，Eさんは臥床でテレビ見ていました。ミトン装着中で，チューブを気にする様子はなく，悪心はないか聞くと，「ない」と返答しました。
13:00	訪室すると，チューブが抜け，Eさんの顔の右脇にありました。右上肢のミトンは外れており，自分でチューブを抜いたようです。Eさんは「管がじゃまだったから取った。なくなってすっきりした」と言いました。
13:05	BP 142/86 mmHg，P 89回/分，SpO₂ 98%，R 20回/分で規則的，喘鳴なし。症状の有無について聞くと，呼吸困難感，悪心・嘔吐，腹痛の増強はないとのことでした。
13:10	麦看護師は，すぐにリーダー看護師と主治医に報告しました。
13:30	主治医が訪室し，「チューブを抜くと腹痛や吐き気などの症状が悪化したり，治るのが遅くなったりするので，触らないようにお願いします」と説明すると，Eさんは「わかった」と返答しました。12 Frの胃管チューブを左鼻腔より55 cm挿入し，胃泡音を確認しながら固定しました。
14:00	訪室すると，Eさんは「この管は何？」と言いながら再び触っていたため，麦看護師は改めて触れないようにお願いしました。
14:10	主治医と再度話し合った結果，両上肢へミトンを再装着することになりました。麦看護師が「チューブはとても大事で，抜かないようにするために，申し訳ありませんが，ミトンをつけさせてください」と説明すると，Eさんは「わかった」と話しました。
14:20	妻が面会に来ました。主治医より，Eさんが胃管チューブを抜いたことと，両上肢へのミトン再装着についての説明がなされました。妻は「ちょっとかわいそうな気もしますが，治療のうえで大事なことですよね。わかりました。私たちがいるときは外してもよいですか？ 帰るときは声をかけます」と言いました。医師は承諾し，家族がそばにいるときは，ミトンを外すことになりました。

 さて，あなたが麦看護師だったら何を記録に書きますか？ 場面を振り返って，考えてみましょう。アセスメントを中心に記載した麦さんの記録が次となります。

---

[1] ミトンの装着は行動制限となるため，看護師の判断だけでは実施できない。必ず施設のマニュアルに沿って検討し，医師の指示に従い実施する。また，その内容は記録に残す。

麦さんの記録 ✏️

10：00　訪室すると，胃管チューブを抜こうとしているのを発見する（❶）。抜かないように説明。

10：03　リーダー看護師へ報告。

10：10　主治医の指示でミトン装着。

12：00　訪室時，臥床でテレビ見ていた。両上肢にミトン装着中で，胃管チューブを触る様子なし。悪心の有無を尋ねると，「ない」と答える。

13：00　訪室すると，胃管チューブを自己抜去していた（❷）。

13：05　バイタルサイン著変なし。尋ねると，「嘔気や呼吸苦はない」と答える（❸）。

13：10　誤嚥の可能性があると考え，リーダー看護師と主治医へ報告する（❹）。

13：30　主治医に胃管チューブの目的などについてEに説明してもらったあと，Mチューブを挿入していただいた（❺）。

14：00　胃管チューブを触らないように説明したが，理解が十分ではない（❻）。

14：10　主治医と話し合い，両上肢にミトンを再装着した（❼）。

一緒に考えてみましょう！タイム

麦：「事実をわかりやすく書こうと思って頑張りました。どうでしょうか？」

若草：「よく頑張りましたね。今からひとつずつ一緒に確認していきましょう」

❶ 訪室すると，胃管チューブを抜こうとしているのを発見する

若草：「EさんはチューブをIっ張るなど，抜こうとしていましたか？　触っていたのではないでしょうか？」

麦：「あ，はい。『吐き気がする』と言ってチューブを触っていたので，抜こうとしていると思いました。引っ張ったりするなどの動作はなかったです」

若草：「悪心の訴えやチューブを触っていたことから，抜く可能性があると考えたのですね。しかし，それはアセスメントになります。インシデントの記録では，アセスメントは記載しません」

麦：「そうなんですね。気をつけます」

❷ 訪室すると，胃管チューブを自己抜去していた

若草：「自己抜去と書いてありますが，麦さんは抜く場面を実際に見ましたか？」

麦：「いいえ，見ていません。訪室したところ，チューブが抜けていて，ミトンが外れていました」

一緒に考えてみましょう！タイム

 若草　「そうでしたか。抜く場面を見ていないのでしたら，実際に見たままのことを書きましょうね」
 麦　「わかりました。瞬間的に，Eさんが自分で抜いてしまったと思い，それを書いてしまいました」

❸ バイタルサイン著変なし。尋ねると，「嘔気や呼吸苦はない」と答える

 若草　「"著変なし"というのは，アセスメントですね。何をもって変わりがないと判断したのか，そのデータとしての事実を書く必要があります。それから，"嘔気"や"呼吸苦"という表現は存在しませんよ。正確な言葉を使いましょうね」

 麦　「そうか！　変わりないと思ったのは，測定値にもとづいて僕が考えたことでした。バイタルサインは測定値，つまりデータとしての事実を書かないといけないですね。あと，今までずっと，"呼吸苦""嘔気"と書いていましたが，これらは正式な言葉ではないのですね。気をつけます。友人にも言っておかないと」

❹ 誤嚥の可能性があると考え，リーダー看護師と主治医へ報告する

 麦　「あ，"可能性があると考え"もアセスメントでした」
 若草　「はい，そのとおりです。よく気がつきました」

❺ 主治医に胃管チューブの目的などについてEに説明してもらったあと，Mチューブを挿入していただいた

 若草　「まず，医師からの説明についてEさんの反応はどうでしたか？」
 麦　「『わかった』と言っていました。あ，それも大事ですね。書き忘れていました」
 若草　「はい，そうですね。それから，ここで出てきた"M"は，Magen（ドイツ語で胃の意味）の略語ですか？」
 麦　「はい。あせって書いたので，つい略語を使ってしまいました。よく"マーゲンチューブ"って言いますよね。なぜ，Mチューブという書き方がよくないのでしょうか（何が問題なのだろう……）？　理由が浮かびません」
 若草　「マーゲンはドイツ語，チューブは英語ですので，本来ちょっとおかしい表現といえます。正しくは，"経鼻胃管チューブ"ですが，ここでは"胃管チューブ"でよいです。略語は，全国共通のものを用いることが大切です（p 36）。病院で使用すると決めたものがあれば，それらを確認しておきましょう」

 若草　「それと麦さん，チューブの太さや挿入位置，長さを見ていませんでしたか？」
 麦　「あ，はい。大事なことなので記録に残さないといけないのに，あせっていて忘れていました。あと，胃泡音を確認したことも重要だ！」
 若草　「はい，そうです。経時記録ではなく，フローシートに書くという方法もあります。どこに書くか各施設で決めておくと，迷わなくてよいですね」
 麦　「はい，わかりました。あと，敬語を使うのはどうですか？　目上の人には丁寧な言葉遣いで話しますが」

一緒に考えてみましょう！タイム

 若草 「記録には敬語や丁寧語は用いませんよ。"〜していただいた""〜をされた"などの表現は使わないようにしましょう」

❻ 胃管チューブを触らないように説明したが，理解が十分ではない

 若草 「"理解が十分ではない"というのはどういうことかしら？」

 麦 「はい。Eさんがチューブについて尋ねてきたことや，再度触っていたことから，一度説明しても忘れたりする可能性が高いのではないかと考えました」

 若草 「そうでしたか。"理解が十分ではない"というのはアセスメントになります。アセスメントは看護師には欠かせませんが，経時記録ではアセスメントは書かないのでしたね。患者の発言や行動はそのまま書くようにしましょう。あと，この表現はあいまいですし，やや決めつけている感じを受けますので，使用をさけましょう」

❼ 主治医と話し合い，両上肢にミトンを再装着した

 若草 「このとき，誰がどのようにEさんに説明を行ったのですか？ また，それに対するEさんの反応はどうでしたか？」

 麦 「はい。僕がチューブの重要性やミトンを装着させてほしいことなどを伝えました。Eさんは『わかった』と言っていました」

 若草 「その情報もきちんと記録に書いておきましょう。そのほか，記載すべきことは何かないでしょうか？」

 麦 「あ，主治医からの説明に対する奥さんの受け止めやその後の対策も書いたほうがよいでしょうか？」

 若草 「はい，大事なことに気づきましたね。それらも記録に残しましょう」

 麦 「いろいろ注意点がありますね。いただいたご指摘やアドバイスをもとに記録を修正してみます」

◯ 修正して完成した記録 ✏️

- 10:00 訪室すると,患者Eが悪心を訴え,胃管チューブを触っていた。抜かないように説明するが,その後も触っていた。
- 10:03 リーダー看護師へ報告。
- 10:10 主治医の指示でミトン装着。
- 12:00 訪室時,臥床でテレビ見ていた。両上肢にミトン装着中で,胃管チューブを触る様子なし。悪心の有無を尋ねると,「ない」と答える。
- 13:00 訪室すると,胃管チューブが抜け,Eの顔の右脇にあり,右上肢のミトンが外れていた。Eは「管がじゃまだったから取った。なくなってすっきりした」と話した。
- 13:05 BP 142/86 mmHg,P 89回/分,SpO_2 98%,R 20回/分で規則的,喘鳴なし。呼吸困難感,悪心・嘔吐,腹痛の増強はなし。
- 13:10 リーダー看護師,主治医へ報告。
- 13:30 主治医よりEへ,胃管チューブの目的などについて説明あり。Eから「わかった」との返答あり。主治医は,12 Frのチューブを左鼻腔より55 cm挿入。胃上部で胃泡音を確認し,固定した。
- 14:00 「この管は何か」と言いながら,胃管チューブを触る動作あり。
- 14:10 主治医と話し合い,両上肢へのミトンの再装着を開始した。Eへ,チューブは重要で抜かないようにするためにミトンをつけさせてほしいと説明すると,Eは「わかった」と返答した。
- 14:20 面会に来た妻へ,胃管チューブの自己抜去,両上肢へのミトン再装着について主治医より説明あり。妻は「ちょっとかわいそうな気もしますが,治療のうえで大事なことですよね。わかりました。私たちがいるときは外してもよいですか。帰るときは声をかけます」と話した。家族付き添い時はミトンを外し,帰宅時に声をかけてもらい,装着することになった。

> アセスメントではなく,事実が記載された記録に修正されています。また,説明内容とそれに対する患者・奥さんの反応,胃管チューブの詳細,胃泡音などの情報も追加されています。さらに,敬語や丁寧語は使用せず,正確な言葉が用いられています。

インシデント関連❺ 胃管チューブの自己抜去

若草看護師からの ワンポイントアドバイス

　胃管チューブの自己抜去などのインシデントが発生した場合の記録のポイントは，❶インシデント発生前の状況から順に書く，❷アセスメントや想像，憶測を書くのはさけ，目撃した事実のみを客観的に記載する，❸時間を追って順に，誰が，何をしたか，それをしてどうだったか，患者・家族の反応はどうだったかを具体的に記載する，❹医師が説明した内容の詳細は記載しない，です。

　❸について，特に胃管チューブの自己抜去後は，誤嚥による肺炎の危険性があり，発生直後は症状がなくても，時間が経過してから出現する可能性があります。インシデント発生時の状況をスタッフが正確に把握できるために，また，適切に対応したことを示すためにも，事実を詳細に記載する必要があります。さらに，患者・家族の受け止めや理解状況も重要ですので，記録に残すようにしましょう。

　❹に関して，医師の説明内容と看護師の記録内容に相違があると，問題が生じるおそれがあります。看護師は自身が実施したことと，患者・家族の状況や反応を中心に記載しましょう。

　インシデント発生時はあわてますし，その後は，ショックを受けたり落ち込んだりしがちですね。まずは気持ちを落ち着け，事実をそのまま書くことを念頭におきながら記録を作成し始めましょう。状況を正確に書き残すことは，今後のインシデント防止のためにとても重要です。万が一，不明確な部分がある場合はあいまいにせず，スタッフや医師に確認し，正確な記録をめざしましょう。

インシデント関連 ❻

血管外漏出

 患者Fさん
70歳男性、手術不適応の胸部食道がんに対して化学療法目的で入院

 看護師
麦（むぎ）看護師

 指導看護師
若草（わかくさ）看護師

血管外漏出の状況

10:00 入院2日目、予定されていた化学療法が開始となりました。主治医が末梢点滴ルートを左前腕に確保し、点滴の投与が始まりました。

11:00 麦看護師は、A看護師とともに末梢点滴ルートからの逆血と、血管外漏出がないことを確認してパクリタキセル（抗がん剤）150 mgを投与し始めました。開始後、麦看護師はFさんに「点滴の針が入っている部分が痛くなったら、すぐに知らせてください」と伝え、さらに、灼熱感や腫脹、紅斑、違和感がある場合や、ほかに気になることがあるときも看護師に伝えるよう説明し、退室しました。Fさんは「わかりました。すぐに言います」と答えました。

11:30 パクリタキセルの投与30分後、麦看護師は、Fさんの状況を確認するために訪室しました。体調の変化について尋ねると、Fさんは「特に変わりないですよ」と返事しました。点滴の速度や刺入部の確認をしたところ、紅斑や腫脹はなかったため、退室しました。

12:00 パクリタキセルの投与終了予定時間になったため、訪室しました。体調の変化を聞くと、Fさんは「点滴の入っているところが重たい感じがしたのだけど、あともう少しだったから我慢しました」と話しました。刺入部を確認すると、針を中心に紅斑を伴い、10×10 mm程度腫脹していることに気づきました。Fさんは同部位に痛みを訴えていました。すぐにパクリタキセルの投与を中止し、シリンジで薬剤を吸引してから抜針し、主治医に報告しました。麦看護師は、Fさんの了承を得て漏出部の写真を撮り、カルテへ取り込みました。

12:15 主治医が診察し、ステロイド局注、ステロイド軟膏塗布、冷罨法の実施など、抗がん剤漏出マニュアルに沿って処置を行いました。

さて、あなたが麦看護師だったら何を記録に書きますか？ 状況を振り返って、考えてみましょう。印象に残ったことを思うままに書いた麦さんの記録が次となります。

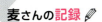麦さんの記録

10:00 化学療法のため、主治医が末梢点滴ルートを左前腕に確保。

11:00 末梢点滴ルートからの逆血を確認し、パクリタキセル150 mgの投与を開始。開始後に点滴刺入部に痛みがあったら知らせるように説明（❶）。

11:30 投与30分後、訪室すると「特に変わりないですよ」と発言あり（❷）。

12:00 患者Fは「点滴の入っているところが重たい感じがしたのだけど、あともう少しだったから我慢しました」と話した。点滴刺入部を確認すると周囲が軽度腫脹しているのを発見（❸）。パクリタキセルの投与を中止し、主治医に報告（❹）。

12:15 主治医が診察（❺）。

一緒に考えてみましょう！タイム

麦：皮膚状態をどのように記録に書いたらわかりやすいか，ちょっと自信がありません

若草：血管外漏出では，その後の継続的な観察が必要なため，発生時の記録はとても重要です。一緒に記録を見直してみましょう

❶ 開始後に点滴刺入部の痛みがあったら知らせるように説明

若草「"点滴刺入部の痛みがあったら知らせるように"とありますが，ほかに説明したことはありませんでしたか？」

麦「はい。灼熱感や腫脹，紅斑，違和感など，気になることがあるときも伝えるように説明をしました」

若草「そうですね。痛み以外にもきちんと説明していますので，それらも書いておきましょうね。何を伝えたのか，は重要です。また，それに対する患者の反応も書きましょう」

❷ 投与30分後，訪室すると「特に変わりないですよ」と発言あり

若草「Fさんの発言がそのまま書かれていてよいですね。ただ，そのほかに確認・観察したことはありませんでしたか？」

麦「はい。点滴の速度の確認や刺入部の観察を行いました。これらをすることは当たり前なので，記録には書きませんでした」

若草「当たり前のことになっていることは，大変すばらしいですね。しっかり身についているということです。ですが，"その当たり前をちゃんとやっていますよ"と示すことが記録では大事なのです。第3者がみて看護師が何をやったかが理解できることが重要ですので，実施したことはどこかに書きましょう」

❸ 点滴刺入部を確認すると周囲が軽度腫脹しているのを発見

若草「"点滴刺入部の周囲が軽度腫脹している"とありますが，実際はどのくらい腫れていましたか？　また，ほかに肉眼的に観察できたことはなかったですか？」

麦「とにかく早く対応しなければと思ってしまいまして。観察はしたのですが，腫脹部分のサイズや局所の皮膚状態を書き忘れました」

若草「状態の正確な観察とその記録は忘れないようにしましょうね。ほかのスタッフが状況を把握することや，その後の観察に役立ちますね」

❹ パクリタキセルの投与を中止し，主治医に報告

若草「このとき，ほかに何か対応しませんでしたか？」

麦「あ，はい。写真を撮り，カルテに取り込んだりしました。それも全部書くのですね。原則として，観察したこと，実施したこと(説明含む)，患者の反応などはすべて書くというスタンスでよいですか？」

一緒に考えてみましょう！タイム

 若草 「はい，そのとおりです。何を見て，何をしたのかなどはすべてありのままに書きます」

 麦 「客観的な視点が何より重要なのですね」

❺ 主治医が診察

 若草 「"主治医が診察"とありますが，医師の対処はどうでしたか？」

 麦 「はい。パクリタキセルは壊死性抗がん剤なので，ステロイドの局注，ステロイド軟膏塗布，冷罨法の指示が出ました。処置は，医師とともに実施しました」

 若草 「血管外漏出時にどのような対処をしたか記録に残すことは重要ですよ。きちんと対処したという証拠にもなります」

修正して完成した記録 ✏️

10：00　化学療法のため，主治医が末梢点滴ルートを左前腕に確保。

11：00　末梢点滴ルートからの逆血を確認し，パクリタキセル150mgの投与を開始。開始後に，刺入部の痛み，灼熱感，腫脹，紅斑，違和感の出現や，気になることがあったらすぐに伝えるように説明。「わかりました。すぐに言います」と返答あり。

11：30　投与30分後，訪室すると「特に変わりないですよ」と発言あり。点滴刺入部の観察をするが，紅斑や腫脹は見られず。点滴速度を確認した。

12：00　「点滴の入っているところが重たい感じがしたのだけど，あともう少しだったから我慢しました」と発言あり。点滴刺入部を確認すると，刺入部周囲に紅斑が見られ，サイズ10×10mm程度の腫脹あり。紅斑部の疼痛の自覚あり。パクリタキセルの投与を中止し，シリンジで吸引したのちに点滴を抜針。主治医に報告。承諾を得て漏出部の写真撮影，カルテへ取り込む。

12：15　主治医が診察。ステロイドの局注，ステロイド軟膏塗布（1週間），冷罨法（2日間，1日4回，1回20分）の指示あり。

 実際に説明した内容とそれに対する患者の反応が具体的に記載されています。また，点滴の速度の確認と点滴刺入部の観察を行ったことや，刺入部周囲の紅斑や腫脹に関しても詳細に記されています。そのほか，インシデントが発生した際の対応や対処についても明確に書かれています。

若草看護師からの ワンポイント アドバイス

　血管外漏出の予防と早期発見には患者による協力が欠かせません。協力を得るには，患者への教育が重要です。
　また，どのような事柄を説明したのか，その反応や理解度はどうだったかについて記録に残すようにします。加えて，薬剤の投与中，看護師は随時，巡視して観察を密に行っていますが，これも重要なケアですので，巡視時は実施内容を含め必ず記録に残しましょう。血管外漏出などの早期発見につながり，患者の安全確保ができます。
　薬剤により異なりますが，抗がん剤のなかには，漏出量が少なくても組織障害，組織壊死を起こすものがあります。また，漏出の2～3か月後に症状が発生するものもあり，長期の観察が必要となります。そのため，発生時はマニュアルに沿って慎重に対応し，詳細な記録を書いておくことが重要です。特に，漏出の範囲や皮膚状態，疼痛，そのほかの症状を明確に記載します。承諾を得て漏出部を撮影し，カルテに保存しておくと，皮膚状態の経過を追って観察できます。

　ここでは抗がん剤の血管外漏出の場面を取り上げましたが，普段みなさんがよく使用している末梢静脈輸液（薬剤）でも起こり得ることです。薬剤の種類や特徴をふまえ，末梢点滴からの薬剤の投与時はアセスメントを行い，血管外漏出を起こさない対策が必要になります。

参考文献
1) 竹本朋代：〔がん薬物療法時の急変対応〕(Part 2) オンコロジックエマージェンシーの症状と対応―血管外漏出. がん看護 22(3)：315-318, 2017
2) 河野友昭：ズバリ！　有害事象対策Q&A. 血管外漏出. 月刊ナーシング 37(2)：30-34, 2017

インシデント関連 ❼

配膳間違い（欠食のなかでの食事摂取）

患者Gさん
62歳男性，早期胃がん，内視鏡的粘膜下層剝離術目的で入院中，ADL自立

看護師
麦（むぎ）看護師

指導看護師
若草（わかくさ）看護師

配膳間違いの状況

10：00 検温時，麦看護師はGさんに「今日はMRIの造影検査があります。昨日も説明があったと思いますが，お昼ごはんは食べないでくださいね。ちょっとつらいですが，終わるまで頑張りましょう」と説明しました。Gさんは「ああ，わかっています。昨日も説明を受けたよ。検査が終われば食べられるのだったよね。ちょっと我慢するよ」と答えました。

14：00 MRI室よりGさんの造影MRIの呼び出しがありました。麦看護師はGさんを案内するために，病室に行きました。「Gさん，MRI検査に呼ばれましたのでご案内しますね。お昼ごはんは食べていませんね？」と声をかけたところ，Gさんは「え，食べたよ。今日はお肉だった。すごくおいしかったよ」と答えました。麦看護師は，驚いて「えっ，朝に伺った際に，お昼ごはんは食べないでくださいと言ったのですが……」と言いました。Gさんは「え，やっぱりだめだったの？　看護師さんが持ってきてくれたから，食べてよいことになったのかと思ってしまった。肉だったから，うれしかったし。やっぱりちゃんと確認すればよかったね。ごめん，ごめん」とすまなさそうに話しました。麦看護師は「ああ，そうだったのですね。すいませんでした。すでに食事をとられましたが，検査が可能か主治医に確認してみます。食事を配った看護師にも聞いてみます。申し訳ありませんが，少しお待ちください」と伝えました。

14：05 麦看護師はリーダー看護師に報告後，主治医に報告と確認を行いました。主治医は食後しばらく時間が経過しているため，検査は可能と返答しました。リーダー看護師が配膳したA看護師に状況を聞いたところ，配膳一覧表に欠食の印がなく，引き継ぎもなかったため，配膳したと話しました。麦看護師は，主治医からの回答をリーダー看護師に伝えると同時に，リーダー看護師から配膳の状況を聞きました。その後，Gさんの部屋に行きました。

14：10 麦看護師はGさんへ謝罪し，検査が可能と説明しました。それを聞いたGさんは「よかった」とほっとしていました。Gさんは，無事にMRIの検査を受けることができました。

さて，あなたが麦看護師だったら何を記録に書きますか？　状況を振り返って，考えてみましょう。印象に残ったことを思うままに書いた麦さんの記録が次となります。

麦さんの記録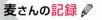

10：00　朝の検温時，MRI 検査があることを説明した。前日も説明を受けました，わかっていますと話される（❶）。

14：00　MRI 検査に呼ばれたため患者 G の病室に行くと，G は昼食を食べたと話す。看護師が昼食を配ったので，食べてよいと思ったようである（❷）。

14：05　主治医に確認し，検査はできることになった（❸）。

一緒に考えてみましょう！タイム

 麦　「配膳間違いが起こり，戸惑ってしまいました。記録には自分がかかわったことを書いてみました」

 若草　「インシデントの場合，いろいろなことが関連してきますから，何をどこまで書くべきか迷いますよね。では，一緒に考えてみましょう」

❶ 朝の検温時，MRI 検査があることを説明した。前日も説明を受けました，わかっていますと話される

 若草　「朝の訪室時に検査があることを説明したのですね。どのような内容を話しましたか？」

 麦　「昼食は食べられないことを話しました」

 若草　「そうですね。そのときのGさんの反応はどうでしたか？」

 麦　「昨日も説明を聞いたこと，理解していること，そして我慢すると話していました」

 若草　「はい，それらも書き残しましょう。何をどのように説明したかと，患者の受け止めはどうだったかについて，事実を明確に書くことが大事です。その後の分析にも役立ちますね。あと，"話される" と敬語を使ってしまっていますね」

 麦　「あ，敬語はだめなのですか？ 患者には丁寧に接しましょうと言われているので，敬語でもよいと思ったのです」

 若草　「記録では敬語は使いませんよ。丁寧に接しますが，記録の場合は異なります」

 麦　「はい，わかりました」

❷ 看護師が昼食を配ったので，食べてよいと思ったようである

 若草　「麦さんは，看護師が配膳するのを実際に見ましたか？」

 麦　「いいえ，見ていません。Gさんがそのように教えてくれました。看護師が食事を持ってきたので，食べてもよいことになったのかと思ったと言っていました」

一緒に考えてみましょう！タイム

 若草　「そうでしたね。麦さんは配膳の場面を実際に見たわけではなく、Gさんが状況を話してくださったのですね。それでしたら、聞いたままを書きましょう。事実を明確に書くことが大事です。それにより、その後の分析や改善につながります。あと、"食べてよいと思ったようである"とありますが、この書き方だと、アセスメントになります。経時記録ではアセスメントは記載せず、事実のみを書きます」

 麦　「はい、わかりました。事実ですね。えっと、"～と話した"のような感じですか？」

 若草　「ええ、そうですね。それでよいですよ」

 麦　「ああ、よかった！」

 若草　「麦さん、まだ終わっていませんよ」

 麦　「……（ああ、やっちゃった）」

❸ 主治医に確認し、検査はできることになった

 若草　「検査が実施できてよかったですね。どのような状況で実施が可能となったのでしょうか？ また、Gさんにはどのように説明をしましたか？」

 麦　「はい。食後、時間が経過していることから、食事をとったことによる支障はないと医師は判断したようです。あと、A看護師が配膳間違いをしてしまったことをGさんに謝りました」

 若草　「そうですね。麦さんはきちんと主治医に確認し、リーダー看護師へ報告しています。また、Gさんにも丁寧に対応していますよ。その経緯をきちんと記録に残しましょう。インシデントが発生したときは、どのように対応したのかや、患者の受け止めはどうだったのかについて記録することがとても大事ですよ。あと、リーダー看護師が配膳したA看護師に状況を確認していますよね。それも書きましょう」

 麦　「はい、わかりました。気をつけるところがたくさんありますね。今度からもっとうまく書けるように頑張ります」

 若草　「はい、その調子です」

修正して完成した記録 ✏️

Good!

10：00　朝の検温時，MRI検査があるため昼食は欠食であることを説明する。患者Gは「昨日も説明を受けた。検査が終われば食べられるから，我慢する」と話した。

14：00　MRI検査に呼ばれたため病室に行き，昼食をとっていないか確認したところ，Gは「看護師が昼食を持ってきたから，食べてよいことになったのかと思って食べた。肉だったからうれしかった。食べてもよいのか，きちんと確認すればよかった」と話した。

14：05　リーダー看護師と主治医に，欠食のところ食事をとったことを説明した。主治医から，昼食摂取後，しばらく時間がたっているので検査に支障はないとの返答あり。リーダー看護師が配膳したA看護師に確認したところ，配膳一覧表に欠食の印がなく，引き継ぎもなかったため，配膳したと話した。

14：10　配膳をしたことについてGに謝罪したあと，検査は可能であることを説明した。Gは検査を受けることができて「よかった」と話した。MRI検査室へ行き，検査を受けた。

説明した内容や患者の発言が，明確に記載されています。また，インシデントが発生した際にどのような対応がなされたかについても具体的に記されています。

若草看護師からの ワンポイントアドバイス

　インシデントの記録では，どのようにして発覚したのか，看護師や医師などの関係者がどう対応したか，患者の反応はどうだったかなどの"事実"が欠かせません。その事実は，時間に沿って丁寧に書くようにします。看護師が観察したことや患者が話したことなどは，解釈を加えずそのまま記載します。

　インシデントの発生には，さまざまな要因が関連していることが多くあります。状況が複雑な場合もありますが，起こった出来事の範囲内で詳しく記録します。

　インシデント発生後には，記録などをもとに分析を行い，再発防止策などについて検討します。分析に必要な事実がすべて書かれているかどうかや，アセスメントを書いていないかなど，いったん書いたら読み直してみましょう。

インシデント関連 ❽

点滴の流量間違い

患児 H ちゃん
1 歳女児，高位鎖肛術後の直腸粘膜脱のために手術目的で入院，ADL 全介助

看護師
麦（むぎ）看護師

指導看護師
若草（わかくさ）看護師

経過：高位鎖肛術後の直腸粘膜脱のために手術目的で入院。入院翌日に腹腔鏡下で直腸挙上固定術を行い，術後の全身状態管理のために ICU 入室。その翌日に小児科病棟へ帰室。絶飲食管理中で，点滴のソルデム 3A®（輸液）500 mL を 45 mL/時と，ソルアセト F®（輸液）500 mL を 10 mL/時で投与。

点滴の流量間違いの状況

　本日，麦看護師は夜勤でした。点滴のソルデム 3A® は，10 時と 22 時に交換することになっていました。夜勤最初のラウンド時，麦看護師と A 看護師は，ソルデム 3A® とソルアセト F® の流量がそれぞれ指示どおりの 45 mL/時，10 mL/時であることを確認しました。

21：30　麦看護師が訪室したところ，H ちゃんはよく寝ていました。30 分後に点滴交換であることを確認して退室しました。その後，ナースコールが多く，麦看護師はトイレへの誘導やおむつ交換などを継続して行っていました。

22：10　H ちゃんの母親より，点滴がなくなりそうとのナースコールを A 看護師が受けました。点滴の追加はダブルチェックをしながら行うため，看護師 2 名で訪室する必要があります。麦看護師は処置中で，A 看護師に「今すぐ行けないので，ソルデム 3A® の流量を一時的に 5 mL に減らしておいてもらえませんか。この処置が終わったらすぐ行けます。終わったら声をかけます」と伝えました。A 看護師は H ちゃんの部屋に行き，母親に「すぐに交換しますので，少しお待ちください」と伝え，流量を 5 mL/時に変更しました。

22：15　麦看護師が処置を終えて手を洗っていたところ，夜間管理師長より電話がありました。緊急入院を受けてほしいとの内容で，すぐに当直医師が病棟へ来て，指示を出しはじめました。麦看護師は，部屋の準備，看護師の休憩時間変更などを考えつつ，A 看護師に緊急入院のことについて伝えました。

22：25　A 看護師から H ちゃんの点滴追加をうながされ，一緒に部屋に行き，「流量変わりなし」と言って追加しました。その後，A 看護師が緊急入院を受けました。

9：10　麦看護師は，夜勤を終えて記録をしていました。緊急入院の患者さんは酸素と点滴を開始しましたが，状態は落ち着いていたので，仕事が多く残ることはなく，麦看護師はほっとしていました。

9：20　麦看護師は日勤看護師から「今，H ちゃんの初回ラウンドに行ってきたのだけど，点滴の流量が指示と違っているの。変更になった？」と聞かれました。麦看護師は不安になり，A 看護師と一緒に H ちゃんの部屋に行き，流量確認を行いました。すると，ソルデム 3A® 500 mL を 45 mL/時で投与するところ，5 mL/時になっていたことがわかりました。夜間にいったん変更して，そのままだったことが判明しました。

9：40　H ちゃんのバイタルサインは，BP 98/50 mmHg，P 110 回/分，R 26 回/分，SpO_2 98%，1 日の尿量 1,500 mL で，活気や反応はありました。麦看護師は，主治医へ H ちゃ

> んの状況報告をしました。主治医から，点滴の流量を指示どおりの 45 mL/時に戻し，尿量を 24 時間ではなく，8 時間ごとの測定に変更するとの指示が出ました。
>
> 9：50　主治医からHちゃんの母親へ，夜間の点滴量が 10 時間で 400mL 程度少なくなったこと，尿量測定を 24 時間から 8 時間ごとへ変更して観察していくことが説明されました。その後，麦看護師はHちゃんの母親へ謝罪しました。母親は「わかりました。看護師さんが大変なのはわかっています。今回のことは，Hちゃんにも謝ってください」と言いました。そのとき，Hちゃんはおもちゃで遊んでいました。

さて，あなたが麦看護師だったら何を記録に書きますか？　状況を振り返って，考えてみましょう。インシデントの原因や理由が記載された麦さんの記録が下記となります。

麦さんの記録

22：10　母親より点滴がなくなりそうとのコールがあった。他患者の処置中で手が離せなかったため，ソルデム 3A® の点滴流量を一時的に 5 mL/時にしてもらった（❶）。

22：15　点滴を追加しに行こうと思っていたら，夜間管理師長から緊急入院の連絡があり，電話対応や指示受けで時間を要してしまった（❷）。

22：25　点滴を追加に行ったが，緊急入院のことで頭がいっぱいで，流量を 45 mL/時に戻すのを忘れてしまい，6R をしないままに，5 mL/時のまま次の点滴を追加してしまった（❸）。

9：20　日勤看護師より，患児Hの点滴流量が指示と異なり，5 mL/時になっていると指摘を受けた。夜勤のペア看護師へ報告し，A看護師とHの部屋で流量を確認したところ，5 mL/時となっていた。指示は 45 mL/時であった。

9：40　バイタルサインを測定し，状態を確認後，主治医へ状況を報告した（❹）。

9：50　主治医から患児の母親へ，夜間の点滴が 10 時間で 400 mL 程少なくなったこと，尿量測定を 24 時間から 8 時間ごとへ変更して観察していくことが説明された（❺）。その後，看護師が謝罪したところ，母親より「わかりました。看護師さんが大変なのはわかっています。今回のことは，Hちゃんにも謝ってください」と注意を受けた（❻）。

一緒に考えてみましょう！タイム

麦 わかりやすく書こうと思ったのですが，混乱していて自信がないです

若草 では，1つずつ一緒に確認していきましょうね

インシデント関連❽ 点滴の流量間違い

❶ 他患者の処置中で手が離せなかったため，ソルデム3A®の点滴流量を一時的に5 mL/時にしてもらった

若草 「"他患者の処置中で手が離せなかったため"は，理由だと受けとれますが，インシデントの記録では事実をありのままに書くことが原則ですので，理由などは書かないようにしましょう。また，"〜してもらった"というのは，話し言葉です。"〜を依頼した"などの表現にしましょう」

麦 「ああ，そうなのですね。理由を書いたほうがわかりやすいと思ってました」

❷ 点滴を追加しに行こうと思っていたら，夜間管理師長から緊急入院の連絡があり，電話対応や指示受けで時間を要してしまった

麦 「さっきの説明から考えてみると，ここも，理由に触れながら書いてしまっていますよね。理由は省き，事実のみを記載するようにします」

若草 「はい，その調子です」

❸ 点滴を追加に行ったが，緊急入院のことで頭がいっぱいで，流量を45 mL/時に戻すのを忘れてしまい，6Rをしないままに，5 mL/時のまま次の点滴を追加してしまった

若草 「"緊急入院のことで頭がいっぱいで""忘れてしまい""6R(p 89)をしないままに""追加してしまった"ですが，これもさっきと同じですね。インシデントを振り返るといろいろと反省してしまい，つい，理由や後悔の気持ちなどを書いてしまいますね」

麦 「はい，つい記録に残してしまいました」

若草 「気持ちはわかるわ。次回に活かすことが大事なので，過度に落ち込まなくていいのよ」

麦 「はい……。そう言っていただけるとありがたいです。理由は書かないのですね」

❹ バイタルサインを測定し，状態を確認後，主治医へ状況を報告した

若草 「バイタルサインは，何を観察し，測定しましたか？ 報告内容も含めて具体的に書きましょう」

麦 「問題がなくても記載したほうがよいのですね」

若草 「はい，そうです。患者の状態がどうだったか，それに対して何を行ったかなどがわかることがとても大切です」

麦 「わかりました。具体的に書くようにします」

❺ 主治医から患児の母親へ，夜間の点滴が10時間で400 mL程少なくなったこと，尿量測定を24時間から8時間ごとへ変更して観察していくことが説明された

麦 「これは事実をそのまま書いたのですが，何がよくなかったのでしょうか？」

一緒に考えてみましょう！タイム

 若草 「医師が母親に説明した内容ですね。丁寧なのはよいのですが，医師が説明した内容は，医師自身が書くのが原則です。万が一，看護師と医師の記載内容にずれがあったり異なっていると，あとで問題が発生する可能性があります。自分でやったことは自分で責任をもって書くのが決まりですよ」

麦 「ああ，そうだったんですね。医師の言葉は書かなくてもよいのですね」

❻ 母親より「わかりました。看護師さんが大変なのはわかっています。今回のことは，Ｈちゃんにも謝ってください」と注意を受けた

 麦 「厳しくはなかったのですが，注意されました」
 若草 「注意されたと感じたのは，麦さんですね。事実をそのまま書くとするとどうなりますか？」
 麦 「特に怒った様子はなかったですが，まっすぐ目を見て言われました。そう考えると，"看護師を直視して話した"でよいと思います。あと，Ｈちゃんは，いつものようにおもちゃで遊んでいました。混乱していた頭が整理されました。先輩たちと同じくらい書けるようにこれからも頑張ります」

修正して完成した記録

22：10	母親より点滴がなくなりそうとのコールがあった。A看護師に一時的にソルデム3A®の点滴流量を5 mL/時にするように依頼した。
22：15	夜間管理師長から緊急入院の連絡があり，電話対応や指示受けを行った。
22：25	点滴を追加に行った。看護師2名で行ったが，輸液ポンプの表示を見ないで「流量変わりなし」と言い，次の点滴を追加した。
9：20	日勤看護師より，患児Ｈの点滴流量が指示と異なり，5 mL/時になっていると指摘を受けた。夜勤のペア看護師へ報告し，A看護師とＨの部屋で流量を確認したところ，5 mL/時となっていた。指示は45 mL/時であった。
9：40	バイタルサインは，BP 98/50 mmHg，P 110回/分，R 26回/分，SpO_2 98％，1日の尿量1,500 mLで，活気や反応あり。主治医へ，22時10分〜9時30分まで点滴流量が5 mL/時になっていたこと，バイタルサイン，状態を報告した。
9：50	主治医から患児の母親へ，説明あり。看護師の謝罪に対し，母親は「わかりました。看護師さんが大変なのはわかっています。今回のことは，Ｈちゃんにも謝ってください」と看護師を直視して話した。患児Ｈは，玩具で遊んでいた。

 理由は省き，事実をそのまま記した記録となりました。また，医師が説明した具体的な内容は記載せず，"主治医から説明あり"という表現にとどめられています。

若草看護師からのワンポイントアドバイス

インシデントの記録で押さえておきたいポイントをまとめました。

❶事実は時間を追って順に書きましょう。それにより，内容の理解がスムーズになります。

❷点滴の流量間違いの記録においては，「速度」「点滴の商品名」「点滴の容量」「輸液ポンプの設定」「患者の状態」「点滴挿入部の状態」などの情報が記載されていると，状況の把握がしやすいですし，観察を十分にしていることが伝わります。

❸事象への対応や，医師へどのように報告したのかについて記録に残しておくことが大切です。

❹看護師が医師から受けた指示や，医師からの説明に対する患者・家族の反応を把握し，記載する必要があります。

❺インシデント発生後は，患者の状態に変化がないか観察し，日々記載することも大切です。

インシデント関連 ❽ 点滴の流量間違い

COLUMN

6Rとは

誤薬防止のための具体的な確認事項のことです。"R"はright（正しい）の頭文字であり，与薬の際は表の6つの事柄が正しいかどうか確認します。

1. 正しい患者 (Right patient)	同姓同名，似たような名前の患者と間違えないように確認します。
2. 正しい薬物 (Right drug)	似たような名称，似たような剤形に注意します。同じ名称でも濃度の違う薬物があります。
3. 正しい目的 (Right purpose)	何を目的にして，薬の指示が出されているかを理解しましょう。
4. 正しい用量 (Right dose)	指示された薬物の単位（g, mg, μg, mL, mEq, U, IUなど）を確認しましょう。同じ薬剤でも1錠，1アンプル，1バイアルあたりの薬物量が違うものもあります。
5. 正しい用法 (Right route)	与薬方法により薬効が異なるため，用法をきちんと確認しましょう。
6. 正しい時間 (Right time)	指示どおりの日時・曜日かを確認します。

参考文献
1) 東京都立病院看護部科長会：看護記録パーフェクトガイド. 学研メディカル秀潤社, 2013
2) 日本医療機能評価機構：医療安全情報 No.101, 2015

各論

患者への教育指導関連
（記録形式：SOAP）

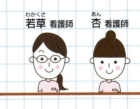
若草 看護師　杏 看護師

　この節では，患者への教育指導関連−①糖尿病患者への食事指導，②慢性心不全患者への食事指導の記録について学びます。この2事例の記録は SOAP 形式で記載します。
　自己管理に向けての教育指導においては，自宅での生活習慣について聴取することがとても大切です。この聴取した情報を記録にきちんと書き残すことで，個別性のある看護計画の立案や看護実践ができるようになります。
　また，食事や薬の自己管理の実現に向けて，栄養士による栄養指導や，薬剤師による服薬指導などが必要な場合もあります。看護職間だけではなく，他職種間でも情報を共有できるようにするために，誰が読んでもわかる記録を作成することも重要です。

　新人看護師の杏さんは，患者への教育指導関連の記録において，何をどう書いたらよいかわからず，困っているようです。そんな杏さんに，先輩の若草看護師が記録の書き方やポイントを教えることになりました。
　優しく指導する若草看護師と，新人の杏さんとの会話をとおして，記録について楽しく学んでいきましょう。

患者への教育指導関連 ❶
糖尿病患者への食事指導

 患者Iさん
52歳男性，2型糖尿病の教育目的で入院中，単身赴任中の会社員

 看護師 杏 看護師

 指導看護師 若草 看護師

教育指導の様子

杏看護師は，受け持ち患者Iさんの退院指導のために訪室しました。Iさんが前日に栄養指導を受けていたため，杏看護師は食事療法に関する理解度や内服管理について確認したいと考えていました。

杏 「いよいよあさって退院ですね」

Iさん 「はい。(笑顔で) 本当にお世話になりました。退院したら入院中に勉強したことを参考に頑張ります」

杏 「ああ，よかったです。単身赴任だと，食事が大変ですよね」

Iさん 「はい。そうなんですよ。妻は子どもの大学受験で忙しくて，私のことどころではないですからね (苦笑い)。仕事の付き合いもあるし，食事が一番心配です (a)」

杏 「昨日の栄養指導では，どのようなことをお聞きになりましたか？」

Iさん 「はい。(栄養指導中に記録したメモを見ながら) 外食や惣菜選びのコツなどを教えてもらいました。糖尿病だからといって，食べていけないものはないそうです。食べる量に気をつければよいと聞いて，希望がもてました。どうしても野菜が不足しがちなので，コンビニでサラダを買おうと考えています (b)」

杏 「そうだったのですね。いろいろお話を聞くことができてよかったですね」

Iさん 「はい。栄養士さんから，ゼロカロリーのキャンディも紹介してもらいました。どうしてもお腹がすいたときは食べようと思います (c)」

杏 「すごいです！ いろいろなことについて具体的に考えていらっしゃるのですね。あっ，そういえば，食直前のお薬が始まりましたが，飲み忘れる方が多いので，Iさんも気をつけてくださいね」

Iさん 「ああ，そうですよね。入院中は看護師さんが毎回声をかけてくれたけど，退院したら自分で気をつけないといけませんね」

杏 「はい。外食のときも確実に飲めるように，いくつか財布に入れておくとよいですよ」

Iさん 「ああ，そうですね。そうします。万が一，飲み忘れた場合はどうしたらよいですか？ (d)」

杏 「食事の途中でしたら，その気づいたときに飲んでいただいて大丈夫です。いろいろとお聞きになりたいことがあるかと思いますので，お薬について薬剤師さんから詳しくお話ししてもらえるようにしますね」

Iさん 「はい。ぜひそうしてもらえると助かります。どうぞよろしくお願いします」

さて，あなたならIさんとの会話をどのように記録に書きますか？ 杏看護師の記録を見てみましょう。栄養指導で学んだことをしっかり理解し，頑張ろうというIさんの気持ちが伝わってきます。

杏さんの記録

日付	S	O	A	P	サイン
3月1日 15：00	退院したら入院中に勉強したことを参考に頑張ります（❶）。	栄養指導で学んだこと，退院後の食事療法について話をする。服薬に関する指導中に，食直前薬について質問あり（❷）。	退院後の食事療法について，具体的な取り組みを考えることができている。薬剤師による服薬指導が必要（❸）。	薬剤師へ服薬指導を依頼する（❹）。	杏

一緒に考えてみましょう！ タイム

杏「Iさんが退院後の食事療法について具体的に考えていらっしゃったので，感動しました。Iさんのやる気をみんなにも知ってほしくて書きました」

若草「はい。その気持ちは大事ですね。では，情報を整理しながら記録を振り返っていきましょう」

❶ S：退院したら入院中に勉強したことを参考に頑張ります

杏「Iさんの熱い決意の表れだと思ったので，書きました」

若草「確かに頑張ろうという気持ちが伝わりますね。ただ，Iさんが心配していることが，ありませんでしたか？」

杏「心配事……あ，話されました。**a**の『妻は子どもの大学受験で忙しくて，私のことどころではないですからね。仕事の付き合いもあるし，食事が一番心配です』です」

若草「はい，そうですね。杏さんはその会話の前に，Iさんに『単身赴任だと，食事が大変ですよね』との声かけをしていますね。その声かけがあったから，Iさんは心配事を話してくださったのだと思います」

杏「そうだったのですね。うれしいです。Iさんのやる気だけではなく，心配事についてもきちんと記録に残さないといけないですね」

一緒に考えてみましょう！タイム

 若草 「はい，そうですね。S 欄に，やる気と心配事の両方を書くと，I さんの揺れている気持ちが伝わりますよね」

 杏 「ああ，そうですね。I さんが思っていることを整理して書かないといけないですね」

❷ O：栄養指導で学んだこと，退院後の食事療法について話をする。服薬に関する指導中に，食直前薬について質問あり

 杏 「I さんが勉強した様子がわかるように書きました，あとは，薬について質問があったことも大事だと思いました」

 若草 「はい。I さんの会話中の様子はどうでしたか？」

 杏 「あ，栄養指導中に記載したメモを見ながらお話をしてくださいました。一生懸命勉強された様子が伝わってきました」

 若草 「そうですね。O 欄には客観的データ，つまり視覚化できる情報を記載します。記録を読む人にもその様子が伝わるように書くとよいですね。あと，I さんはどんなことに取り組もうと考えていましたか？」

 杏 「えっと……b の『野菜が不足しがちなので，コンビニでサラダを買おうと考えています』と c の『ゼロカロリーのキャンディも紹介してもらいました。どうしてもお腹がすいたときは食べようと思います』です」

 若草 「はい。そうでしたね。何に取り組もうとしているか，具体的に書いてあると，I さんの食事療法に対する理解度や考え，やる気が伝わりますね。それから，薬についてどのような質問があったか，具体的に記録しましょう。薬剤師さんに服薬指導をお願いするのですよね」

 杏 「ああ，そうでした。質問内容を記録に書いてないと，薬剤師さんには伝わらないですね。ちゃんと話してくださったのだから，それを活かさないと I さんに申し訳ないですね」

❸ A：退院後の食事療法について，具体的な取り組みを考えることができている。薬剤師による服薬指導が必要

 若草 「アセスメントには S と O の情報から考えたことや問題と思われること，また，その根拠などを書きます。杏さんのアセスメントはどうでしょうか？」

 杏 「えっと……ああ，できていることを書いています。これは O になりますね」

 若草 「はい，そうですね。では，情報を整理してみましょう。I さんはどのような状況で，どんなことについて問題があると考えますか？」

 杏 「はい。頑張ろうという意欲はあります。ただ，単身赴任のために，奥さんの協力を得ることは難しいですし，仕事の付き合いもあるということで，食事のことを一番心配されています。あとは，薬の管理ですね。食直前薬のことについて質問がありました」

 若草 「そうですね。アセスメントは I さんの状況や懸念点などをふまえて書くようにしましょう。それと，"薬剤師による服薬指導が必要" というのはいいですね。ただ，もう少し詳しいともっとよいですよ」

 杏 「はい，もう少し追加してみます」

一緒に考えてみましょう！タイム

④ P：薬剤師へ服薬指導を依頼する

 若草　「ここはどう考えたのですか？」

 杏　「『万が一，飲み忘れた場合はどうしたらよいですか？』（d）との質問を受けたので，専門家の指導を受けたほうがよいと考え，このように記載しました」

 若草　「わかりました。上記でAについて検討しましたが，そこから考えられる対応について，ほかに何かありませんか？」

 杏　「Iさんは，やる気がありますが，単身赴任のため，退院してみたらうまくいかないことがあるかもしれません。外来でも食事に関する指導が受けられることを伝えようと思います。あと，安心して退院できるように不安なことをもう一度確認したいと思います」

 若草　「そう，いい調子！　では，これまでのことをふまえて修正案を書いてみましょう」

修正して完成した記録

日付	S	O	A	P	サイン
3月1日 15：00	退院したら入院中に勉強したことを参考に頑張ります。妻は子どもの大学受験で忙しくて，私のことどころではないですからね。仕事の付き合いもあるし，食事が一番心配です。	栄養指導中に記録したメモを見ながら，学んだことについて話してくる。コンビニでのサラダの購入，ゼロカロリーキャンディの活用を考えているという。服薬指導中，食直前薬を飲み忘れた場合の対応について質問あり。	自己管理に対する意欲はあるが，単身赴任で仕事の付き合いもあり，食事療法に不安を抱いている。薬について正しい知識の習得ができるよう薬剤師による介入が必要。安心して退院できるよう調整を行う。	薬剤師へ申し送りを行い，服薬指導を依頼する。外来でも栄養指導が受けられることを患者に伝え，外来看護師にも引き継ぐ。仕事による負担など，退院に向け不安なことを再度確認する。	杏

　S欄にはIさんが心配していることが，O欄には退院後の具体的な目標と薬に関する質問内容が追加されました。また，A欄にはIさんの意欲と不安な気持ちの両方をふまえたアセスメントが書かれ，P欄にはそれにもとづく計画が記載されています。このような記録にすることで，気持ちや背景により寄り添った支援につながると考えます。

若草看護師からのワンポイントアドバイス

　患者の印象に残った言葉だけでなく，様子や知識についての理解状況，気持ち，考えが事実として伝わるように記録に残します。

　また，OとAの混同に気をつける必要があります。Aには，患者の言葉などの主観的データであるSと，観察したことなどの客観的データであるOから導き出した，看護師の考え（アセスメント）を根拠もふまえて書きます。

　さらに，看護職間や他職種間など，医療チーム内で情報を共有できるようにするためには，情報の明確化，つまり誰が読んでもわかる記録を書くことが大事です。

参考文献
1) 東京都立病院看護部科長会（編）：適切で効率的な書き方がわかる　看護記録パーフェクトガイド. 学研メディカル秀潤社, 2013
2) 平野 勉（監）：見てできる臨床ケア図鑑　糖尿病看護ビジュアルナーシング. 学研メディカル秀潤社, 2015

患者への教育指導関連 ❷

慢性心不全患者への食事指導

患者Jさん
64歳男性，高血圧，慢性心不全で入院中，60歳の妻と2人暮らし

看護師
杏 看護師

指導看護師
若草 看護師

教育指導の様子

　杏看護師は，Jさんの午後の状態観察のために訪室しました。検温，胸部聴診，浮腫の観察，SpO₂の測定，昼食の摂取量の確認を行ったあとで，Jさんと話をはじめました。

杏　「Jさん，お昼ご飯を少し残していますが，食欲がなかったのですか？」

Jさん　「食欲はあるよ。味がね……」

杏　「味で何か気になることがありましたか？　美味しくなかったですか？」

Jさん　「うん。味がしないよね」

杏　「味がしないというのは，味が薄いということですか？」

Jさん　「うん。家の食事と比べると，病院食は全体的に味が薄いね（ⓐ）。もう少し塩気のある食事にはできないの？（ⓑ）」

杏　「塩の制限があるために味が薄いと感じられるのかもしれませんね。減塩は治療のためなのです。今回，心不全が悪くなって入院になったと先生から先日聞きましたね」

Jさん　「(医師が病状説明時に書いた用紙を見ながら)うん，先生に聞いたよ。入院前は心不全が悪くなったから息切れが出てきたんだよね。今はしないよ。よくなってよかったよ」

杏　「そうですね。心不全の症状はよくなりましたね。(用紙を指さしながら)ここに書いてあるように，心不全は，退院後も食事や飲水量などの管理が必要な病気です。ちょっと大変かもしれませんが，退院後も塩分量に気をつけていただかないといけません」

Jさん　「え，そうなの？　じゃあ，塩分制限により，好きな物を食べられなくなるのかな？（ⓒ）」

杏　「そんなことはないですよ。好きな食べ物は何ですか？」

Jさん　「ラーメンが好きなんだよ。退職してからは家にいることが多いから，昼はインスタントラーメンを食べることが多くてね（ⓓ）。でも，塩分が多いから食べられないのかな……」

杏　「そんなことはないですよ。減塩のラーメンもあるので，種類や回数を調整すれば食べられます。ただ，毎日食べるのはやめたほうがよいですね。ところで，家で食事を作るのは奥様ですか？」

Jさん　「うん。家内も自分も作るよ」

杏　「奥様と一緒に，栄養士による食事指導を受けてみませんか？　好きな物を食べるときの減塩の工夫も教えてくれますよ」

Jさん　「ああ，それはいいね。受けてみようかな」

杏　「主治医に相談してみますね。奥様に都合のよい日を聞いておいていただけませんか？」

Jさん　「うん，わかった。今日，来るから聞いておくよ」

さて，あなたならJさんとの会話をどのように記録に書きますか？ 杏看護師の記録を見てみましょう。減塩について学びたいというJさんの様子がうかがえます。

杏さんの記録

日付	S	O	A	P	サイン
3月2日 15：00	家の食事と比べると，病院食は全体的に味が薄い（❶）。	減塩の話を熱心に聞いている（❷）。	減塩食を学ぶことに意欲がある（❸）。	医師に栄養指導のオーダーを依頼する（❹）。	杏

一緒に考えてみましょう！タイム

杏：「自宅での減塩管理について知識を得たいというJさんの意欲を知ってほしくて書きました」

若草：「自己管理を続けていくうえで，患者の意欲はとても大事ですよね。では，記録を振り返ってみましょう」

❶ S：家の食事に比べると，病院食は全体的に味が薄い

若草：「食事のことについてはいくつか発言がありますね」

杏：「はい。 a の『家の食事と比べると，病院食は全体的に味が薄いね』， b の『もう少し塩気のある食事にはできないの？』， c の『塩分制限により，好きな物を食べられなくなるのかな？』， d の『昼はインスタントラーメンを食べることが多くてね』です」

若草：「そうですね。では，いくつかあるなかで a を選んだのはどうしてですか？」

杏：「えっと，食事の味の違いが自宅での食事変更の必要性を理解するきっかけになったと思って書きました」

若草：「そうだったのですね。Jさんが自ら気づくことは，患者教育では大事なことですね。ただ，ほかの"インスタントラーメンが好き"や，"好きな物を食べられなくなるのかな？"という情報も大事ですね。好みを知っておけば食事の工夫に活かせますし，後者の発言からは，塩分制限に関する興味・関心が高まっていることがわかります。記録は看護を提供・継続するうえで重要な情報源です。これまでの食習慣の情報は，ほかの医療スタッフにとっても必要ですし，看護計画を立てるときの個別性にもつながります。減塩のラーメンがあることなどについて，杏さん，よく知っていましたね」

杏：「はい。自分もラーメンが好きなので。えへへ」

一緒に考えてみましょう！タイム

❷ O：減塩の話を熱心に聞いている

若草「ここはどう考えましたか？」

杏「医師が病状説明時に書いた用紙を見たり，看護師に質問をしたりする様子から，このように書きました」

若草「そうでしたか。ただ，Oは，観察した事実を記載する部分ですよ」

杏「あ，"熱心に聞いている"は，事実ではなく，私が感じたことでした」

若草「はい，そのとおりです。会話時の様子など，観察したことを書きましょう。あと，栄養指導や家で調理をする人についての発言もありましたね。それも書きましょう」

杏「わかりました。振り返ると，いろいろと情報が不足していますね」

❸ A：減塩食を学ぶことに意欲がある

若草「アセスメントの部分を振り返ってみましょう」

杏「はい。"減塩の話を熱心に聞いている（O）"から，意欲があるとアセスメントしましたが，"熱心に"は私の主観なので見直さないといけないですね」

若草「はい，そうですね。ただ，栄養指導に対する発言などから，意欲が感じられます。S，Oの部分を見直すことで杏さんの書いたアセスメントにつながると思います」

杏「はい。よかったです。ありがとうございます！」

❹ P：医師に栄養指導のオーダーを依頼する

若草「ここで栄養指導を提案したのはどうしてですか？」

杏「減塩管理についてJさんの意欲を感じ，医療者が適切な知識を提供することでその習得につながると考えたからです」

若草「杏さんのその考えは，栄養指導の計画立案の根拠となるため，Aにきちんと記載しておきましょう」

杏「はい，わかりました」

若草「ほかにはどうでしょう？」

杏「えっ，ほかにダメな部分があるんですね」

若草「ダメというか……。"依頼する"となっていますが，この表現だと，看護師が医師に栄養指導のオーダーを指示しているようにも受け取れます」

杏「わぁ，偉そうにしているつもりはないのですけど」

若草「はい，わかっていますよ。ここでは，医師に"提案する"や"相談する"といった表現が適していると思います。栄養指導は，医師が必要だと判断したうえで指示し，実施されるものですが，その判断材料として患者の希望や看護師のアセスメントは重要ですから，AにはPの根拠となる情報を記載する必要がありますね」

杏「はい，わかりました」

修正して完成した記録

日付	S	O	A	P	サイン
3月2日 15：00	家の食事と比べると、病食は全体的に味が薄い。昼はインスタントラーメンを食べることが多い。塩分制限により、好きな物を食べられなくなるのか。	医師が病状説明時に書いた用紙を見ながら看護師の話を聞く。会話中、質問してくる。家での調理は妻と本人が行っている。栄養指導について、お願いしたいと話す。	減塩食を学ぶことに意欲がある。医療者が知識を提供することが、減塩管理の習得につながると考える。妻とともに栄養指導を受けてはどうか。	医師に、栄養指導のオーダーと、妻が同席できる日での実施について提案する。	杏

S欄には、Jさんの食習慣や塩分制限による不安に関する情報が追加されました。O欄には、会話時に観察された様子や、栄養指導や家で調理をする人についての発言など、客観的な情報が記載されています。A欄にはSとOから導き出された考えが、P欄にはそれにもとづく計画が記載されています。

若草看護師からのワンポイントアドバイス

　自己管理に向けての教育指導においては、自宅での生活習慣について聴取することが、特に重要です。この情報を細かく具体的に聴取しておくことで、個別性のある看護計画の立案や、看護の実践が可能となります。自己管理が不足するのは、患者それぞれに事情や理由があるからです。生活習慣に関して尋ねるなかで、これらの情報を獲得し、記録に残すことにより、患者の事情に沿った看護を提供することにつながると考えます。

　また、記録は、他職種への情報源としても重要です。事実にもとづかない自分の判断を記載してしまうと、読み手に誤解や先入観を与えることにもなりますので、必ず事実をもとにアセスメントを行い、計画を立案することが必要です。

各論

若草看護師 果林看護師 空看護師

患者の状態観察，アセスメント，かかわり関連
（記録形式：SOAP）

　この節では，患者の状態観察，アセスメント，かかわり関連－①せん妄，②不安，③ドレーンの観察，④褥瘡の記録について学びます。この4事例の記録はSOAP形式で記載します。

　せん妄の患者や不安をもつ患者は，不確かな状況に対して，心配や緊張などの感情を言葉・態度で表出します。看護師には，患者の言動をしっかりと観察し，アセスメントした内容を記録に残すことが求められます。

　ドレーンからの排液や褥瘡では，その性状や状態をどのように表現するかは見る人によって異なります。そのため，誰が読んでも同じように解釈できるようにする工夫が必要となります（p117，COLUMN）。

　新人看護師の果林さんと空さんは，記録を作成したことがあまりなく，きちんと伝えたい情報を記載できるか不安に感じているようです。そんな2人に，先輩の若草看護師が記録の書き方やポイントを教えることになりました。

　優しく指導する若草看護師と，新人の果林さん・空さんとの会話をとおして，記録について楽しく学んでいきましょう。

患者の状態観察，アセスメント，かかわり関連 ❶

せん妄

患者Kさん
80歳男性，発熱と腹痛の精査・治療目的で緊急入院

看護師
果林 看護師（かりん）

指導看護師
若草 看護師（わかくさ）

せん妄の場面（入院日の夜）

Kさんは発熱と腹痛の精査・治療目的で緊急入院となりました。入院後，ベッド上安静と持続点滴が開始されました。消灯後，23時に果林看護師が巡視のために訪室しました。

23：00 果林看護師がKさんの部屋に入ると，点滴が抜去されてベッド上にあり，Kさんがベッドから降りようとしていました。点滴抜去部からの出血はありませんでした。果林看護師はあわててかけ寄り，「Kさん，どうしました？ 危ないですよ」と言ったところ，Kさんは強い口調で「こんなところにはいられない，家に帰る」と言いました。

　果林看護師は，落ち着いてもらおうと思い，右肩に手を置き「Kさん，ここは病院ですよ。Kさんは今，入院しているのですよ」と説明しました。しかし，Kさんは手を振り払い，にらむような眼で果林看護師を見て，「私が何も知らないと思って，嘘をついている」と言いました。Kさんは，なお，ベッドから降りようとしていますが，熱のためふらつきがあります。果林看護師は，Kさんの前に立ち，両肩を支えながら「Kさん，今は夜中ですし，真っ暗で危ないですよ。熱もありますから，ベッドで横になってください。明るくなったら声をかけますので，今はゆっくり休みましょう」と言いました。Kさんは，怒ったように「早く帰らないと。妻が私の帰りを待っていて，みんなもきっと心配している」と言いました。

23：10 果林看護師は，1人では安全確保が難しいと考え，ナースコールを押し，A看護師を呼びました。A看護師が来て，うながすと，Kさんはベッドに横になり少し落ち着いてきました。眠るまでA看護師がしばらくKさんに付き添うことになりました。

さて，あなたが果林看護師だったら何を記録に書きますか？ 場面を振り返って，考えてみましょう。印象に残ったことを思うままに書いた果林さんの記録を次に示します。

果林さんの記録

日付	S	O	A	P	サイン
10月1日 23：00	こんなところにはいられない，家に帰る（❶）。	点滴を強く引っ張って自己抜去し，ベッドから降りようとしている（❷）。入院中だと説明するが，注意を聞き入れない（❸）。	このままでは危険であり，安全を守れるようにしていく必要がある（❹）。	せん妄発生時は，複数の看護師で対応する。転倒・転落や点滴の自己抜去をすることがないように，繰り返し説明を行う（❺）。	果林

一緒に考えてみましょう！タイム

果林「夕方に伺ったときまでは穏やかだったので，本当にビックリしました。点滴は自己抜去しているし，何とか落ち着いてもらわないといけないと思い，あせりました。そのときの状況を書きました」

若草「それは大変でしたね。Kさんには発熱や腹痛などの病状悪化があり，それに高齢や環境変化などが加わってせん妄が発症したと考えられます。Kさんの気持ちを考えながら記録を振り返りましょう」

❶ S：こんなところにはいられない，家に帰る

果林「家に帰るということを繰り返し訴えていたので，書きました」

若草「そうですね。Kさんは家に帰りたいと強く訴えていましたね。Kさん自身の訴えがそのまま書かれており，とてもよいですね。ただ，ほかの発言もSかOの欄に書きましょう。状況がより伝わりやすくなりますよ」

果林「はい，わかりました」

❷ O：点滴を強く引っ張って自己抜去し，ベッドから降りようとしている

若草「ここはどう考えたのですか？」

果林「23時に訪室したとき，点滴を引っ張って抜いていたみたいで，抜去された点滴がベッド上にありました。あと，ベッドから降りようとしていました。そのときの状況を書きました」

若草「はい，そうでしたか。まず，"点滴を強く引っ張って自己抜去"と書いてありますが，果林さんは，Kさんが点滴を抜く場面を実際に見たわけではないのですよね？　今も『抜いていたみたい』と言いましたね」

一緒に考えてみましょう！タイム

 果林　「はい，見ていないです。訪室したとき，点滴はすでに抜けていました。あ，そうか，Ｋさんが強く引っ張って自分で抜いたと思っていたのですが，実際に抜いた場面を見てはいないので，"点滴を強く引っ張って自己抜去"は，事実ではないですね」

 若草　「はい，そのとおりです。推測は，O 欄には記載しません。果林さんがそのときに見たままを書きましょう。どう書けるでしょうか？」

 果林　「訪室したときの状況ですよね……。点滴の留置針はルートにつながったままベッド上にあり，先端から液がもれてシーツが少し濡れていました。点滴抜去部からの出血はありませんでした。Ｋさんはベッドに下肢下垂の状態で，床に足はついていませんでしたが，降りようとしていました」

 若草　「とてもよく見ていますね。感心です。針が抜けていたこと，出血がないことも大事ですよ。降りようとしている様子として下肢下垂している部分も記録に書くとよいですね。ほかに観察したことがありますか？」

 果林　「はい。上体がふらふらしていました。それも書きます」

 若草　「はい，その調子です」

❸ O：入院中だと説明するが，注意を聞き入れない

 若草　「注意を"聞き入れない"というのは，どういう状況ですか？」

 果林　「はい。Ｋさんにここは病院で，入院中であることなどを説明したのですが，『私が何も知らないと思って，嘘をついている』と，にらまれました。注意をしてもわかってもらえないと思い，困って書きました。ダメでしょうか？」

 若草　「果林さんが，困っていたことはよくわかりました。ただ，注意を"聞き入れない"という表現は，果林さんの感情が入っていますし，相手を尊重した態度にやや欠けるようです」

 果林　「ああー，そうですね。いけませんね。困ってしまったので，なんだかその気持ちが出てしまいました。反省です。消灯前の様子や私が説明したこと，そのときのＫさんの言葉や表情をそのまま書けばよいのでしょうか？」

 若草　「はい，そのとおりですよ」

❹ A：安全を守れるようにしていく必要がある

 若草　「Ｋさんの安全を守ることはとても大切ですね。ただ，安全確保について，もう少し具体的に書いてはどうでしょうか。1人で対応するのではなく，看護師をナースコールで呼びましたよね」

 果林　「はい，この部分はもう少し詳しく書いてみます」

 若草　「そうですね。せん妄を発症したＫさんへの対応として，何かほかに考えられることはないでしょうか？」

 果林　「えっと……，環境を整えることでしょうか？」

 若草　「はい，そのとおりです。とてもいいですよ」

 果林　「えへへ（よし！）」

一緒に考えてみましょう！タイム

⑤P：転倒・転落や点滴の自己抜去をすることがないように，繰り返し説明を行う

 果林　「さっきのAの振り返りからすると，"繰り返し説明を行う"だけでは不足していますよね。環境調整についての内容をもっと具体的に書きます。あと，看護師がしばらく付き添うことも書いたほうがいいですよね。ほかには何を書けばよいでしょうか？」

 若草　「ケアの工夫を具体的に書くとよりよいです。Kさんは，『家に帰る』と言っていましたね。もし夜中にふと覚醒した場合，病室が真っ暗だと，どこにいるのかわからず，恐怖を抱くのではないでしょうか。病室は真っ暗にするのではなく，薄明りにするとよいかもしれません。せん妄は，薬物や脱水などの直接的な原因に，高齢や環境の変化に伴うストレス・不安などの複数の要因がからみ合って生じます。ストレスや不安を軽減する工夫として，たとえば，ゆっくりはっきり話しかける，否定しない，説得しない，どう思っているのか考えを聞いてみる，などが考えられます」

 果林　「ああ，そうですね。早くせん妄を改善させるには，体調の回復が最も大事ですが，そのほかにも，夜間から昼間にかけて継続して環境を整えたり，ケアを工夫したりして，ストレスや不安を和らげることが必要だと学校で勉強しました。あと，昼夜のメリハリをつけることや，場合によっては家族にも協力をお願いすることも必要だと学びました。家族も戸惑うと思いますので，家族へのケアも大切でした！」

 若草　「はい，よく勉強しています。すばらしいですね」

修正して完成した記録

 Good!

日付	S	O	A	P	サイン
10月1日 23：00	こんなところにはいられない，家に帰る。私が何も知らないと思って，嘘をついている。早く帰らないと。妻が私の帰りを待っていて，みんなもきっと心配している。	訪室時，下肢下垂の状態でベッドから降りようとしている。ふらつきあり。点滴は抜け，ベッドの上にある。抜去部からの出血なし。消灯前は，看護師の問いにスムーズに返答していた。入院中であること，暗くて危ないことなどを説明するが，看護師をにらみ，怒った様子で話す。	安全を確保するため，看護師複数で対応する。せん妄状態から早期に回復し，入院生活を安心して過ごすことができるよう，環境を整えていく必要がある。	しばらく付き添う。本人の訴えを否定せずに傾聴する。日中覚醒をうながし，夜は灯りの調整を計画することで昼夜のメリハリをつける。家族の協力を得ること，家族へのケアも検討する。	果林

ほかのスタッフに状況がより伝わるように，S欄にはKさんの発言が，O欄には実際に見たままのKさんの消灯前の様子や訪室したときの様子が，より詳細に記載されています。また，A欄には安全確保について具体的な内容が追加され，P欄には環境調整やケアの工夫，家族への対応などについて詳しく記されています。

若草看護師からの ワンポイントアドバイス

せん妄を呈する患者に接すると，安全・安楽を確保しなければならないと考え，対応にあせりあわてたりする場合が多いかもしれません。しかし，記録に向かう際には気持ちを落ち着け，客観的な視点をもって書くようにしましょう。

S，O欄に，患者の発言（例：「家に帰る」「私が何も知らないと思って，嘘をついている」など）や行動（例：「消灯前は，看護師の問いにスムーズに返答していた」など）を詳細に書くと，状況が他者に伝わりやすくなります。

せん妄は患者にとってもつらい体験と考えられます。常に尊重した姿勢でかかわり，記録をする際には適切な表現を用いましょう。

COLUMN

せん妄

せん妄は，身体疾患や薬剤など何らかの身体的な負荷により，脳の活動が障害されることから生じる意識障害です[1]。睡眠障害や見当識障害，幻覚などが症状としてありますが，日内変動があり，夕方〜夜間にかけて多く現れます[2]。

せん妄の発症には直接的な原因となる，薬物，感染症，脱水などが必ず存在し[3]，それに高齢や環境変化などの因子が関連して起こります。入院などのストレスのみで，せん妄が発症することはありませんので，覚えておきましょう。

せん妄の改善をはかるには，原因を探索し除去することが必要です。また，それと同時に，ほかの因子を取り除く，整えるなどして，安全・安楽に努めることが看護師の役割として重要です。

家族は，通常と異なる患者の様子に驚き，不安を感じることが多くあります。原因の説明などを含め，家族へのケアも大切です。

引用文献
1) 白井由紀：せん妄の治療と看護. 宮下光令（編）：ナーシング・グラフィカ成人看護学⑥. p154, メディカ出版, 2013
2) 小川朝生：自信がもてる！せん妄診療はじめの一歩—誰も教えてくれなかった対応と処方のコツ. p30, 羊土社, 2014
3) 前掲1), p156

患者の状態観察，アセスメント，かかわり関連 ❷

不安

 患者Lさん
48歳女性，肺腺がんの診断を受け2週間後に手術治療目的で入院予定，ADL自立

 看護師
果林 看護師

 指導看護師
若草 看護師

不安表出の場面

　Lさんは，職場検診で肺の陰影を指摘されたため，病院を受診しました。検査の結果，肺腺がん（stageⅠA期）の診断を受けました。手術療法の適応があり，2週間後に胸腔鏡下による手術治療目的で入院することになりました。

　5日後，果林看護師は，術前検査のために外来に来ていたLさんを面談室へ案内し，入院の説明を行いました。説明のあと，果林看護師は，手術や治療に対して不安を抱えていたり，困っていたりすることはないかをLさんに聞くことにしました。

果林　「これまで入院について説明してきましたが，何かご質問はありませんか？」

Lさん　「昨日，先生から手術の方法や切除する部分は聞きました。だけど，手術を受けるのは生まれて初めてなので，気持ちが落ち着きません。手術のことを考えるだけで夜も眠れなくて……」

果林　「そうでしたか。それはつらいですね。手術のことを考えると眠れないということですが，どんなことが気になっていますか？」

Lさん　「はい。胸腔鏡で傷口も小さくてすむし，部分切除で対応できると聞いているのですが，手術中の合併症の話を聞いて，不安が強くなりました。確率は低くても，もしかしたら自分に起こるかもしれない，と思ってしまって……あとは痛みですね」

果林　「合併症や痛みに対する不安があるのですね」

Lさん　「はい。手術後の傷の痛みがどの程度なのかわからず，すごく痛いのではないかと，不安を最も感じています。痛みは嫌なので，とにかく取ってほしいのです」

果林　「ああ，そうだったのですね。痛みに対しては薬を使うことができますので，我慢せずに病棟看護師におっしゃってください」

Lさん　「そうですか。痛いときは，看護師さんに相談したらよいのですね。よかった，ちょっと安心しました」

果林　「はい，そうです。痛みだけでなく，ほかにも何かありましたら，我慢せずに何でも看護師や医師に相談してください。そのほかに気になることはありませんか？」

Lさん　「そうですね……。仕事をしているので，職場復帰がいつごろできるか知りたいです。職場のみんなにも迷惑はかけられませんし……」

果林　「ああ，そうですね。お仕事への復帰のことも心配ですよね」

Lさん　「はい。今は正社員なのですが，今後治療が続くようであれば，今までのように仕事が続けられるかわかりませんし……」

果林　「今後の治療のことやお仕事の調整など，いろいろなことを考えていらっしゃるのですね」

Lさん　「はい。仕事は生きがいでもありますから，可能な限り，続けたいと思っています」

果林　「お仕事が充実しているのですね。仕事と治療が両立できるように，こちらで可能な限り調整していきますね」

さて、あなたが果林看護師だったら何を記録に書きますか？ 場面を振り返って、考えてみましょう。手術に対してLさんが抱いている不安について、印象に残ったことを思うままに書いた果林さんの記録が下記となります。

果林さんの記録

日付	S	O	A	P	サイン
10月2日 10：30	先生から手術の方法や切除する部分は聞きました。だけど、手術を受けるのは生まれて初めてなので、気持ちが落ち着きません（❶）。	入院説明を行った際に、手術や合併症に対する不安を話された（❷）。	初めての手術で、手術に対するイメージがつかない様子（❸）。	術後に痛みがあれば、看護師に相談するように伝えた（❹）。	果林

一緒に考えてみましょう！ タイム

 果林：Lさんから生まれて初めて手術を受けると聞き、不安が大きいだろうと思って書きました

 若草：そうですね。初めての手術だと、より不安に感じますよね。では、記録を振り返りながら、一緒に考えてみましょう

❶ S：先生から手術の方法や切除する部分は聞きました。だけど、手術を受けるのは生まれて初めてなので、気持ちが落ち着きません

果林「医師より手術の説明を受けたとのことでしたが、それでもまだ不安があると話していたので、書きました」

若草「はい、よく書けています。そのほか、Lさんは手術の説明をどのように理解されていましたか？ それがわかる何か具体的な話をされていませんでしたか？」

果林「あ、『胸腔鏡で傷口も小さくてすむし、部分切除で対応できる』と話していました」

若草「そうですね。Lさんは、果林さんに手術について具体的に説明してくれており、手術の内容への理解はできているように受け取れます。手術への理解度がわかる発言は重要な情報ですので、記録に残しておきましょう」

果林「はい、わかりました」

一緒に考えてみましょう！タイム

若草「果林さん，初めての手術で気持ちが落ち着かないほかに，Lさんが不安に感じていることはありませんでしたか？」

果林「えっと……手術のことを考えると眠れないことや，合併症に対する不安について話されていました」

若草「それらも，ケアを計画するうえで欠かせない情報ですよ」

果林「そうですね。眠れないのは大変だし，合併症の説明では確率が低いものもすべて伝えるので，不安が高まりますよね」

❷O：入院説明を行った際に，手術や合併症の不安を話された

果林「これは，Sの情報から考えたことを書きました」

若草「その情報も必要ですが，Lさんは術後の痛みや職場復帰に対する不安も話されていますね。S欄に書かれていないので，O欄に記載してはどうですか？」

果林「あ，はい。手術や合併症ばかりに意識が向いてしまっていました。痛みへの不安が最も大きく，痛みを取り除きたいことや，職場復帰の時期を知りたいと話されていました」

若草「はい，そうですね。それから，"話された"という表現はどうでしょうか？　敬語は記録には用いないのですよ」

果林「あ，そうなのですね。わかりました。気をつけます」

❸A：初めての手術で，手術に対するイメージがつかない様子

若草「このアセスメントは，SとOのなかのどの情報から考えたのですか？」

果林「えっと……Lさんの『手術を受けるのは生まれて初めて』との発言から，具体的に手術のイメージがついていないのではないかと思って書きました」

若草「そうでしたか。ただ，アセスメントは事実にもとづいて行う必要があります。前述の❶を振り返ると，Lさんは手術内容について理解しており，手術のイメージ自体はできていると考えられます」

果林「ああ，そうですね。初めて＝イメージがつかず不安，と思っていましたが，これは事実にもとづかない私の想像でした。気をつけます……」

若草「はい，そうですね。でも，果林さんは，何が不安なのかきちんと尋ねていますよ。Lさんの少しの言葉を自分の想像で膨らませて解釈するのではなく，きちんと何が不安なのか確認して明らかにしていることはとても大事です」

果林「えへへ。ほめられるとうれしいです」

若草「はい。では，振り返って考えたSとOの情報から導き出せることを，Aに追加しましょう」

果林「はい，わかりました。創痛や職場復帰の目安などに対する不安についてですね。Lさんにとって，仕事は大事なことですので，きちんと記録を残して，スタッフが継続してケアができるようにする必要がありますね。こうやってきちんと整理してみると，さまざまな不安があることがわかります。しっかり話を聞いて，自分の想像ではなく，事実にもとづいたアセスメントをしていきたいと思います」

一緒に考えてみましょう！タイム

 若草 「はい，その調子です」

❹ **P：術後に痛みがあれば，看護師に相談するように伝えた**

 若草 「痛みについては，具体的に対応を説明していましたね。でも，ここではかなり簡単な記載となっています」

 果林 「あ，確かにそうですね。説明した内容をもっと具体的に書く必要がありますよね」

 若草 「はい，そのとおりです。何をどのように説明したのかを書きましょう。そうすれば，ほかの看護師も同じように疼痛や症状緩和への対応ができますし，患者の安心にもつながりますね。それから，先ほど話題に出た，職場復帰についても，医療者で調整することを伝えていますね。それも加えましょう。仕事は成人にとって重要な事柄です」

 果林 「はい，わかりました。こうやって振り返ってみると，たくさんの話を聞いて，それに対する説明を行っていることがわかります。患者の気がかりは記録に具体的に残し，チームで継続的に対応することを覚えておきます」

修正して完成した記録 ✏

Good!

日付	S	O	A	P	サイン
10月2日 10：30	先生から手術の方法や切除する部分は聞きました。だけど，手術を受けるのは生まれて初めてなので，気持ちが落ち着きません。手術のことを考えるだけで夜も眠れないのです。『胸腔鏡で傷口も小さくてすむし，部分切除で対応できる』と聞いています。合併症の確率は低くても，もしかしたら自分に起こるかもしれない，と思ってしまって。	入院説明を行った際に，手術や合併症への不安について話す。手術後の痛みが最も不安で，痛みはとにかく取ってほしいと話す。仕事は続けたいと希望しており，職場復帰の時期を知りたいとも話した。	医師から手術説明は受けており，手術内容に関しては理解できているが，初めての手術であることや，合併症，創痛，職場復帰の目安などについて不安が増強している。	Lさんの語りを傾聴し不安軽減に努める。術後の苦痛緩和をはかる。疼痛や症状があれば看護師や医師に相談するように伝えた。術後，落ち着いたら職場復帰の時期を医師に確認できるようにする。医療チームで対応を検討し，状況に合わせて患者と家族にも説明の場を設ける。	果林

S欄にはLさんの手術内容への理解度や，夜に眠れないこと，合併症に対する不安が，O欄には最大の不安である術後の痛みや仕事に関する内容が追加されています。また，A欄は，SとOから導き出された，事実にもとづく内容に修正されています。P欄には痛みや症状，職場復帰に関する対応の詳細な計画が加えられています。また，初めての手術であり，種々の不安を抱えて不眠を訴えていることから，不安に対するケアの方向性も示されています。

若草看護師からのワンポイントアドバイス

　記録は事実にもとづいて書くことが重要です。特にアセスメントは，どの情報からそう考えたのか，読む人が納得できるように書く必要があります。「手術を受けるのは生まれて初めてなので，気持ちが落ち着きません」の言葉から，「初めての手術でイメージがつかず，不安なのだろう」と解釈するのは，よくありません。不確かな情報は確認し，常に事実にもとづいたアセスメントを行い，記録に残しましょう。

　患者が語る不安は，将来の脅威に対する心身の予期反応です。患者自身，理由がはっきりわかっていない場合もあります。将来の不確かな状況に対して，心配や緊張などを表出する患者の言葉を受け止め，記録に残しましょう。

患者の状態観察，アセスメント，かかわり関連 ❸

ドレーンの観察

患者 M さん
72歳男性，高血圧症と糖尿病（内服加療中）の既往，くも膜下出血のため脳室ドレーンの留置，排液圧 12 cmH₂O で持続排液中

看護師
空 看護師
そら

指導看護師
若草 看護師
わかくさ

ドレーンの観察の場面

　空看護師は 10 時にドレーン挿入部の観察を行い，医師が行う創部のガーゼ交換を介助しました。ドレーンからの排液の色は淡血性で，挿入部からの出血はなく，固定位置のズレや固定糸の外れもありませんでした。また，皮膚の発赤や滲出液もありませんでした。空看護師は，M さんに疼痛や熱感などの症状の有無について尋ねましたが，返答はなく，意識レベルやバイタルサインの変動はみられませんでした。

　空看護師は 14 時に再度訪室し，M さんに声をかけたところ，「ここは家ですか？　うちの妻はどこにいるの？」との言葉が聞かれました。空看護師は，入院中であることや，奥さんは家にいてあとで来ることを伝えました。M さんは，黙ってうなずきました。

　次に，空看護師は，以下の観察を行いました。意識レベルは JCS I-2，瞳孔径右 3 mm，左 3 mm で，左右とも対光反射がありました。ドレーンについては，排液量が 8 時間で 90 mL（8 時間ごとのチェック。100 mL を超える場合は医師への報告の指示あり）で，ドレーン内に液面の拍動があり，色は淡血性でした。ドレーンの固定状態を確認し，記録を行いました。

　さて，あなたが空看護師だったら何を記録に書きますか？　場面を振り返って，考えてみましょう。ドレーンやその挿入部について，印象に残ったことを思うままに書いた空さんの記録が下記となります。

✗ 空さんの 10 時と 14 時の記録 ✏

日付	S	O	A	P	サイン
10月3日 10：00	・・・・（❶）	ドレーンに関して異常なし（❷）。医師とともにガーゼ交換行う。	ドレーンやその挿入部に異常なし（❸）。	ドレーン挿入部の清潔保持を継続。	空

日付	S	O	A	P	サイン
10月3日 14：00	ここは家ですか？うちの妻はどこにいるの？（❹）	8 時間で排液量 90 mL。排液の色に異常なし（❺）。	ドレーンの異常なし（❻）。	観察継続する（❼）。	空

一緒に考えてみましょう！タイム

 空：ドレーンからの排液などについて，どのように記録に書けばよいかわからず，とても難しいと感じています

 若草：はい，そうかもしれませんね。では，最初に10時の記録を確認していきましょう

❶ S：・・・・・

 若草：「どうして"・・・・・"と書いたのですか？」

 空：「疼痛や熱感などの症状の有無を尋ねたのですが，発語が何もなかったので，こう書きました」

 若草：「そうだったのですね。患者の言葉をそのまま書く欄ですので，発語がない場合は無理に書かなくてよいのですよ」

 空：「あっ，そうなんですね。SOAPって，それぞれの欄に何か記載しないといけないと思っていました」

 若草：「そうでしたか。書くとしたら，客観的データを示すO欄に"発語がない"と記載するとよいですよ」

 空：「はい，わかりました」

❷ O：ドレーンに関して異常なし

 若草：「"異常なし"とありますが，これはアセスメントですね。O欄には，異常がないと判断した根拠となる，客観的な事実を記載しましょう。空さん，観察によってどんなことがわかりましたか？」

 空：「はい。ドレーンからの排液の色は淡血性で，挿入部からの出血はありませんでした。固定位置のズレや固定糸の外れなどもなかったです。それから，皮膚の発赤や滲出液もありませんでした。O欄には，これらの観察したことを書くのですか？」

 若草：「はい，そうです。きちんと観察していますので，それをしっかり書きましょう」

 空：「はい，わかりました。記録は簡潔に，と何度も言われていたので，あまりたくさん書くと，読む人が大変ではないかと思っていました」

 若草：「そうだったのですね。大事なことは，省略せず，しっかり記録に残さなくてはいけません。"簡潔"というのは，必要なことは明確に示しつつ，同じ言葉や表現を何度も使うことをさけ，だらだらとした長い文章を書かない，ということを指しているのです」

 空：「はい，わかりました。ドレーンや皮膚状態の観察は必要だから行っているわけなので，そこから得られた情報を省いてしまっては意味がないですね」

 若草：「はい，そのとおりです。観察の重要性を意識しながら，O欄を書きましょう」

患者の状態観察・アセスメント，かかわり関連❸ ドレーンの観察

一緒に考えてみましょう！タイム

❸ A：ドレーンやその挿入部に異常なし

 空 「アセスメントの欄なので、"異常なし"で大丈夫でしょうか？」

 若草 「異常がある、ない、を書くことについては間違いではないです。ただ、先ほど、観察したことを説明してもらいましたが、そこから何か判断できることはありませんか？」

 空 「えっと……。ドレーン挿入部周辺の皮膚の状態から、感染徴候はないと判断できると思います」

 若草 「はい、そうですね。観察点をもとに、きちんとアセスメントできていますので、それを書きましょう。そのアセスメントから、これまでと同じように挿入部の清潔を保つプランを継続していけばよいですね」

 空 「そうか！ S,O,A,P はつながっているのですね。なんとなくわかってきました」

 若草 「すばらしいですね。その調子です。続けて、14 時の記録を確認していきましょう」

❹ S：ここは家ですか？ うちの妻はどこにいるの？

 空 「M さんの言葉をそのまま書いてみました」

 若草 「はい、言葉をそのまま書くことは大事です。ただ、一箇所、ちょっと残念なところがあります」

 空 「ええっ！ もしかして最後に"？（クエスチョンマーク）"をつけたことですか？」

 若草 「はい、よく気がつきましたね。記録には"？"や"！（エクスクラメーションマーク）"はつけないようにします」

 空 「ああ、そうなのですね。質問のイントネーションが普通の文字では伝わりにくいと思い、つけてしまいました」

 若草 「はい、気持ちはわかります。でも、記録は正式なものですので、マークなどはつけずに書きましょうね」

 空 「はい、わかりました」

❺ O：8 時間の排液量 90 mL。排液の色に異常なし

 空 「さっき教わったことから考えると、観察したままの内容を書くのでしたね。排液圧設定は 12 cmH$_2$O で、ドレーン内に液面の拍動あったこと、排液の色について加えます。色は、"淡血性"でよいですか？」

 若草 「はい。脳室ドレーンからの排液の色は、異常がなければ、淡血性→薄い黄色（キサントクロミー）→無色透明へと徐々に移行していきます。これが逆行していないか、長く続いていないかなどを観察します。空さん、色を明確に表現できていますよ」

 空 「あ、実を言うと、ちょっと迷ったのです。以前、"淡血性"と書いたら、先輩に『"淡々血性"でしょ』と指摘されたことがあったのです。表現の微妙な違いにいつも悩みます」

一緒に考えてみましょう！タイム

 若草 「そうでしたか。見た色をどのように表現するかは人によって異なり，感覚的なものですので，難しいですね。==施設の中で色の一覧表があると，病棟スタッフ全員が同じ判断ができていいですね（p 117）。一覧表の作成が難しい場合は，色の観察と判断を複数で行いましょう==」

 空 「はい。先輩が，一覧表を作ると言っていたので，これからはそれで色の確認をしたいと思います」

 若草 「そうですね。そういったものを活用できるといいですね。あと，空さん，Mさんの『ここは家ですか？ うちの妻はどこにいるの？』の質問に対してどのように答えたのかしら？」

 空 「はい。入院中であること，奥さんは家におり，あとで面会に来ることを伝えました。そうすると，理解したようにうなずいていました」

 若草 「そうだったのですね。それもきちんと書いておきましょう」

 空 「はい，わかりました」

❻ A：ドレーンの異常なし

 空 「さっきの❺の，排液の量や色，ドレーン内の液面拍動の話から，ドレーンから適切に排液がなされているとアセスメントできます。あと，脳圧上昇による症状はないと考えます」

 若草 「はい，そうですね。ただ，脳圧上昇がないことを示すために，客観的データとして O 欄に追加したほうがよい情報はありませんか？」

 空 「えっと……。あ，意識レベル，JCS I-2 と瞳孔の状態ですね！ それを O 欄に加えます」

 若草 「はい，その調子です」

❼ P：観察を継続する

 若草 「"観察を継続する"とありますが，誰もが同じ観察ができるように，何をどのタイミングで観察するのか正確に書きましょう」

 空 「はい，わかりました。術後の脳室ドレーンの観察については，病院のマニュアルで決まっていますし，プライマリーナースが個別性をふまえた観察項目を看護計画に記載しているので，それをベースに行います」

 若草 「はい，よくできました。空さんはとても熱心に取り組んでいるので，理解がスムーズですね。とても素晴らしいですよ」

 空 「なんだかくすぐったいですね。引き続き，頑張ります」

修正して完成した記録 ✏️

Good!

日付	S	O	A	P	サイン
10月3日 10:00		ドレーン挿入部の出血なし。排液は淡血性。皮膚の発赤，滲出液なし。固定位置のズレや固定糸の外れなし。疼痛や熱感の有無を尋ねたが，発語なし。医師とともにガーゼ交換行う。	ドレーン挿入部の感染徴候はなく，ドレーンのズレもない。	ドレーン挿入部の清潔保持を継続。	空

日付	S	O	A	P	サイン
10月3日 14:00	ここは家ですか。うちの妻はどこにいるの。	入院中であること，妻は家におり，あとで面会に来ることを伝えると，うなずく。意識レベル JCS I-2，瞳孔径右3mm，左3mm，左右とも対光反射あり。脳室ドレナージの排液圧設定12cmH₂Oで，8時間のドレーン排液量90mL。排液の色は淡血性。ドレーン内に液面の拍動あり。	排液の色は10時と変化なし。脳室内の出血や脳圧上昇を示す所見はなく，ドレナージは適切に行われている。	排液圧設定12cmH₂Oをラウンドごとに確認し，看護計画にもとづき観察を続行する。	空

※青字の情報はフロシートに記載してもよいです。

　10時の記録の O 欄には，異常がないと判断した根拠となる，ドレーンの排液の色（淡血性），およびドレーン挿入部の出血や皮膚の発赤，滲出液，位置のズレ，固定糸の外れがないことが追加されています。また，A 欄には，ドレーン挿入部に感染徴候がないという，O から導き出された情報が記載されています。
　14時の記録の O 欄には，観察したままの内容（意識レベル JCS I-2，瞳孔の状態，排液圧設定12cmH₂O，ドレーン内に液面の拍動あり，排液の色は淡血性）についての情報が加えられています。また，A 欄には，脳室内の出血や脳圧上昇を示す所見はなく，ドレナージが正常に行われているという，O から判断した内容が記載されています。さらに，P 欄には，観察についての説明が加わっています。

若草看護師からの
ワンポイントアドバイス

　ドレーンや創部の大事な観察項目として，"色"と"におい"があります。どちらも観察者の主観が入ってしまうため，表現を統一できるようにする必要があります。

　色については，施設で一覧表を作成し，色ごとに番号を決め，記録にその番号を記載するなどの工夫がされています（COLUMN）。最近は電子カルテが普及してきていますので，撮影した画像をそのまま取り込むなど，SOAP以外の情報を併用するのもよい方法です。

　においはサンプルを残すことができませんので，そのにおいに似ているものを書くとよいでしょう。また，そのにおいが，正常か異常か判断できるように，正しい知識をもっておくことが必要です。

　先輩と一緒にできるだけ多くの場面で観察を経験し，知識を身につけ，"正常な状態"を知っておくと安心です。

患者の状態観察，アセスメント，かかわり関連❸ **ドレーンの観察**

COLUMN

色調の判断に用いる一覧表の例

　施設の中で一覧表があると，病棟スタッフ全員が同じ判断ができ，便利です。参考として，いくつか例を示します。

❶ドレーンの排液の色調

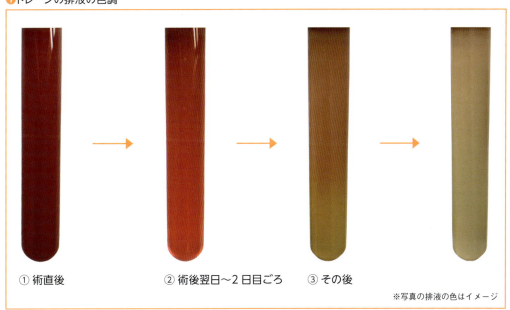

① 術直後 → ② 術後翌日～2日目ごろ → ③ その後

※写真の排液の色はイメージ

❷ 尿の色調

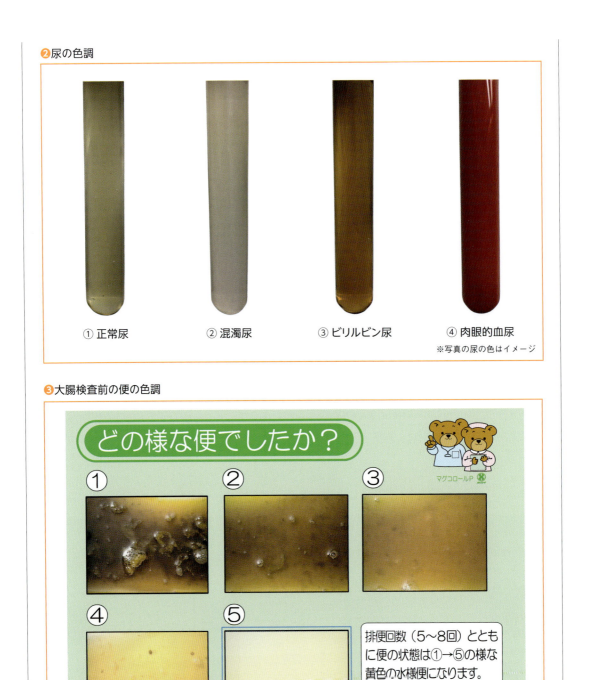

① 正常尿　　② 混濁尿　　③ ビリルビン尿　　④ 肉眼的血尿

※写真の尿の色はイメージ

❸ 大腸検査前の便の色調

排便回数（5〜8回）とともに便の状態は①→⑤の様な黄色の水様便になります。

⑤の便になれば検査可能です。

（堀井薬品工業株式会社　提供）

参考文献
道又元裕（監修）：はじめてでもすぐできる・すぐ動ける　ドレーン管理デビュー. 学研メディカル秀潤社, 2015

患者の状態観察，アセスメント，かかわり関連 ❹

褥瘡

 患者Nさん
60歳女性，直腸がん（肝転移，骨転移）の治療目的でA病院から転院，疼痛が強いため自力での歩行ができない，転院時から褥瘡あり

 看護師
そら
空 看護師

 指導看護師
わかくさ
若草 看護師

 医師
はるかぜ
春風 医師

褥瘡の観察の場面

　空看護師は，前の病院からの看護サマリーで，Nさんは骨転移のために疼痛が強く，仙骨部に褥瘡があることを確認し，訪室しました。

空　「Nさん，こんにちは。昼間の担当看護師の空です。痛みはいかがですか？」

Nさん　「腰の辺りが痛くて……。こうして何もしなければなんとか我慢できます。ここ最近は，支えてもらわないと，起き上がるのも自分1人ではできないのです」

空　「それはつらいですね。痛み止めを変えるなど，医師に相談しましょうか。お手伝いが必要なときは，遠慮なくナースコールしてくださいね」

Nさん　「はい。薬のことはよろしくお願いします。この痛みがとれないと何もする気になれないのです」

空　「はい，わかりました。ところで，お尻に褥瘡があると聞いたのですが，見せていただけませんか？」

Nさん　「はい，自分では見えないから何もわからなくて。前の病院では看護師さんがお薬をつけてガーゼを当ててくれていました」

空　「大きくて深い褥瘡のようですね。ガーゼが上まで濡れていますね。あとで先生と処置に来ますね。ひとまず横向きになっていただいて，褥瘡の部分を圧迫しないようにしましょう」

Nさん　「えっ，前の病院ではそんなこと言われませんでしたよ。上向きじゃないと痛みが強くなりそうで心配だけど……」

空　「そうでしたか。身体の向きを変えて圧迫を取り除かないと，褥瘡はよくならないのです。背中にクッションを入れてみますね」

【1時間後に春風医師と処置のために再訪する】

空　「あれNさん，さっき背中に入れたクッションを抜かれましたか？」

Nさん　「ごめんなさい。横向きだと腰が痛くて。クッションを抜いて仰向けになりました」

空　「そうだったんですね。対策を考えてみます。今から春風先生と褥瘡の処置をさせていただいてもよろしいですか？」

Nさん　「はい，お願いします」

春風医師　「Nさん，主治医の春風です。褥瘡があるそうなので，診察させてくださいね。（ガーゼを外して確認）液が多いですね。大きさは3cmくらいかな？　壊死している部分がありますし，褥瘡の周りも赤くなっていて感染がありそうです。ポケットはなさそうですね。Nさん，これから看護師が毎日，褥瘡の部分をきれいに洗います。その後，イソジンシュガーパスタという軟膏を塗りますね。その対応でしばらく経過をみましょう」

空 「はい，わかりました。Nさん，今日から処置をしますね」

Nさん 「はい，お願いします」

春風医師 「Nさん，空看護師から腰の痛みがかなり強いと聞きました。今の痛み止めはあまり効かないようですね。どのようなときに痛みが強くなるかなど，詳しく教えてください。お薬を変えて，痛みを軽くしていきたいと考えています」

Nさん 「はい，よかったです。痛みがとてもつらいです。よろしくお願いします」

あなたが空看護師だったらどのように記録を書きますか？ Nさんとのやりとりや，春風医師の診察の場面を振り返って，考えてみましょう。

空さんが書いた記録を下記に示します。褥瘡の状態の表現の仕方や，体位変換をしてもNさんがクッションを外してしまうことについて，どうしたらよいのかと悩んでいる様子が伝わってきます。

空さんの記録

日付	S	O	A	P	サイン
10月4日 14:00	自分では見えないから何もわからない（❶）。	痛みで起き上がりに介助が必要。殿部に前の病院からの褥瘡があり，滲出液が中等量付着していた。医師が診察し，軟膏開始となる。体位変換をしたが，自分で背部のクッションを抜いてしまっていた（❷）。	体位変換の必要性を説明して実施したが，本人が勝手にクッションを抜いてしまい，協力が得られない（❸）。	必要時，体位変換の介入をする。毎日，褥瘡処置を行う（❹）。	空

一緒に考えてみましょう！タイム

空　これまで見たことのないくらい大きな褥瘡だったのでびっくりして，どのように表現したらよいのか悩みました．あと，Nさんが除圧のためのクッションを自分で抜いてしまっていて，何と記録に書いたらよいのか迷いました

若草　褥瘡の状態の表現の仕方や，体位変換に協力してもらえなかったことを，どう記載するか迷ったのですね．それでは，一緒に考えてみましょう

❶ S：自分では見えないから何もわからない

空　「褥瘡について尋ねたら，Nさんがこう答えたので，そのまま書きました」

若草　「そうですね．確かに，Nさんはそのような発言をされていますね．ただ，Nさんは褥瘡について，ほかに何か言っていませんでしたか？」

空　「あ，前の病院で，体位変換の必要性について説明を受けていなかったと言っていました」

若草　「そうでしたね．それも褥瘡のケアをしていくうえで重要な情報ですので，S か O に加えましょう」

空　「ああ，そうですね．今後，何をどのように説明をしていくか考えるうえで役立ちますね．あと，Nさんは体位変換が必要なのに，クッションを抜いてしまっていたんです．どう対応したらよいか困りましたし，それをどう記録に書いたらよいのか悩みました」

若草　「Nさんがクッションを抜くのには，自分なりの理由がありそうですよ．それがわかるところがありませんか？」

空　「あ，Nさんの『上向きじゃないと痛みが強くなりそうで心配』と『横向きだと腰が痛くて．クッションを抜いて仰向けになりました』という発言です．今，振り返ると，体位変換をしなければならないとばかり考えていて，Nさんの気持ちに意識を向けていなかったと思います」

若草　「はい，よく気がつきましたね．褥瘡をよくするために体位変換は大切ですが，まずは N さんが安楽に過ごせるように，一緒に考え，調整していかなければなりません．N さんは腰の痛みが強いことや，褥瘡の治療についてよく説明を受けていなかったので，突然体位変換をうながされて，戸惑ったのかもしれませんね」

空　「ああ，本当ですね．こうやって落ち着いて考えると，なんとなく強要してしまったようで，Nさんに対して申し訳なくなってきました……」

若草　「そうですか．それに気づけたのは素晴らしいことです．それでは S の欄にはこれまでにあげた N さんの発言を追加しましょう」

空　「はい，わかりました！」

❷ O：痛みで起き上がりに介助が必要．殿部に前の病院からの褥瘡があり，滲出液が中等量付着していた．医師が診察し，軟膏開始となる．体位変換をしたが，自分で背部のクッションを抜いてしまっていた

若草　「まず，痛みと ADL について記録したのですね」

一緒に考えてみましょう！タイム

空 「はい。Nさんは痛みがあるために起き上がりに介助が必要でした。褥瘡はADLと関係があると思ったので、それを書きました」

若草 「そうですね。患者のADLの低下は、褥瘡の発生につながるので、大切なポイントです。よく気がつきましたね。次に、褥瘡の発生部位は殿部とありますが、具体的な位置を覚えていますか？」

空 「はい。お尻の骨が出ているところに褥瘡がありました」

若草 「そこは、解剖学的に何というかわかりますか？」

空 「えーっと、仙骨部です」

若草 「はい、そのとおりです。殿部だと範囲が広く、褥瘡の位置があいまいですが、仙骨部と書いてあると明確になりますね」

空 「ああ、そうか。部位をきちんと限定して書いておくことが大切なのですね」

若草 「そうですね。続いて、褥瘡の状態をどのように表現するかについて確認しましょう。褥瘡の深さは、真皮と皮下組織で分けるとどちらになりそうですか？」

空 「う〜ん。難しいですが、真皮より深そうだったので、皮下組織までの深さだと思います」

若草 「では、周囲の皮膚の状態と滲出液はどうでしたか？ "滲出液が中等量付着"と書かれていますが、色や性状、ガーゼはどれくらいぬれていましたか？」

空 「滲出液の色は薄い茶色で、少し粘性がありました。ガーゼは1枚全部ぬれていました。それと、周囲の皮膚には発赤がありました」

若草 「いいですね。そのように、観察したそのままを表現できるとよいですね。"中等量"だと具体的でなく、読む人によって受け取り方が変わってくるので、量は明確に表記できたほうがよいです」

空 「読む人によって、受け取り方が変わらないように書くことが大切なのですね」

若草 「はい、そうです。記録の大切なポイントがわかってきましたね。あいまいな記録だと、褥瘡がよくなっているのか悪くなっているのか、評価できません。Nさんの褥瘡の状態を、スタッフ全員が同じように把握できるような記録を心がけましょう。あと、サイズも記載してあると比較ができますよ」

空 「ああ、そうか。サイズもちゃんと測って書くようにします！」

若草 「その調子です。ただ、あともう1つ修正すべき点があります。"自分で背部のクッションを抜いてしまっていた"とありますが、これには主観が入っていますよ」

空 「ああ、そうですね。客観的に書くとすると……。"抜いていた"でよいですか？」

若草 「はい、そのとおりです。これについては、Nさんの発言もありますので、SとOのどちらに記載してもよいです」

一緒に考えてみましょう！タイム

❸ **A：体位変換の必要性を説明して実施したが，本人が勝手にクッションを抜いてしまい，協力が得られない**

空　「あ～，これも気持ちが入ってしまっていますね」

若草　「はい，そうですね。こちらの依頼どおりの行動を患者さんがとられなかった場合，患者さんなりの理由があることや，こちらの説明が不足している可能性があります。その点に配慮して記録が書けるといいですね」

空　「はい。確かに決めつけていますし，失礼な書き方だったと思います。反省です」

若草　「大丈夫ですよ。Nさんの褥瘡発生の原因は，腰の痛みが強いために仰臥位しかとれず，仙骨部位が長時間圧迫されたことが考えられますね。原因の分析ができると，今後のケアにつなげられます。あと，空さん，現在の褥瘡の状態はどうアセスメントしましたか？」

空　「う～ん。どうアセスメントしたらよいかわからなくて，記録に書きませんでした……。ちょっと逃げてしまいました。（またまた）反省です」

若草　「そうなのですね。では，どのようにアセスメントするか，一緒に考えてみましょう」

空　「はい，お願いします」

若草　「Nさんの褥瘡は滲出液が多く，壊死組織が付いていて，周りの皮膚に発赤があるようですね。空さんはこれらからどのような状態だと考えますか？」

空　「えーっと……，感染の可能性があると思います。春風先生も感染を起こしているかもしれないと話していました」

若草　「はい，そうですね。Nさんの褥瘡は感染の所見があるようですので，それも記録しましょう」

空　「はい，わかりました」

若草　「空さん，褥瘡の治癒をうながす方法として，毎日の処置や体位変換のほかに何か思いつくものがありますか？」

空　「えっと，マットレスの工夫や……あ，栄養管理です」

若草　「はい，そのとおりです。栄養状態をよくすることは治癒を促進するうえで重要ですね。栄養状態や食事摂取量などをチェックして，ケアを考えていきましょう」

空　「はい，わかりました」

❹ **P：必要時，体位変換の介入をする。毎日，褥瘡処置を行う**

若草　「空さんはこの計画を見て，Nさんの体位変換や褥瘡処置ができそうですか？」

空　「えーっと……どのようにケアをすればよいか，困ってしまうと思います」

若草　「はい，そうですね。==P欄にはS, O, Aの情報をもとにした観察計画やケア計画を具体的に書かなければなりません==。また，"必要時"というのはどのようなときを想定していますか？　新人看護師と，経験年数10年の看護師では，解釈が変わる可能性があります。看護師全員が，統一したケアができることが大事ですので，==時間間隔や方法は具体的に記載しましょうね==」

空　「はい，わかりました」

修正して完成した記録

日付	S	O	A	P	サイン
10月4日 14：00	自分では見えないから何もわからない。上向きじゃないと痛みが強くなりそうで心配。横向きだと腰が痛くて。自分でクッションを抜いて仰向けになりました。	腰痛が強く,起き上がりに介助が必要。仙骨部に皮下組織に至る3×2.5 cmの褥瘡あり。周囲皮膚に発赤を認め,滲出液は薄茶色・粘性でガーゼ1枚分。イソジンシュガーパスタ軟膏での処置開始となる。前の病院では,褥瘡予防のために側臥位になったほうがよいとは説明されていなかったと話す。	腰痛のため,安楽な仰臥位をとるが,同一体位が長くなり,褥瘡発生に至ったと考えられる。医師と連携し,腰痛の緩和をはかり,体位変換を行って持続的な圧迫を防止する。感染徴候があるため,観察と処置を毎日実施する。栄養に関する検査データや食事摂取量も観察する。褥瘡の発生要因に関する説明も行っていく。	2時間ごとに安楽な体位を確認して,体位変換を行う。クッションの位置を検討していく。日々の処置は,石けんで十分に洗浄後,イソジンシュガーパスタ軟膏を塗布し,ガーゼ1枚+大綿包で保護する。	空

　S欄にはNさんが体位変換に協力できなかった理由を示す発言が,O欄には褥瘡の発生部位や状態が具体的に記載されています。また,A欄にはSとOから導き出された褥瘡の原因とその対応や,褥瘡の感染徴候とその処置などの情報が追加されています。P欄にはS,O,Aの情報をもとにした具体的な観察計画とケア計画が記されています。

若草看護師からの ワンポイントアドバイス

　看護ケアへの協力が得られにくい場合,主観的な気持ちを書いてしまいがちですが,患者なりの理由があることや,こちらの説明が不足している可能性があります。その点に配慮し,看護師の決めつけで記録を書かないように注意しましょう。

　褥瘡の状態を表現する際は,❶部位,❷深さ,❸滲出液の有無と色・量・におい,❹サイズ,❺感染徴候の有無,❻痛みの有無と程度,❼そのほかに観察したこと,などを具体的に記載します。

　正確で具体的な記録がないと,日々のケアを統一することや,褥瘡の変化を評価することができず,適切な治療が実施できなくなるため,観察したことやケア計画を,すべての看護師が同じレベルで記載できるようにする必要があります。その方法として,図を用いて褥瘡の状態を表現する,患者に承諾を得たうえで写真を撮影する,なども効果的です。

各論

インフォームド・コンセント関連

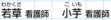

　この節では，インフォームド・コンセント関連の記録について学びます。

　医師が患者・家族に病状や治療方針を説明する場面に同席する場合，看護師は，おもに，説明に対する患者・家族の発言や表情などの反応を，見たり聞いたりしたままに記録するようにします。

　その一方で，医師による説明の内容は詳細に記載しないようにします。これは，説明内容に関して，医師と看護師の記載に相違があると，誤解をまねく可能性があるためです。この部分は，実際に説明をした医師が責任をもって記録に書きます。

　新人看護師の小芋さんは，インフォームド・コンセント関連の記録を書くのが初めてで，何を中心に記載したらよいのかがわからず，困惑しているようです。そんな小芋さんに，先輩の若草看護師が記録の書き方やポイントを教えることになりました。

　優しく指導する若草看護師と，新人の小芋さんとの会話をとおして，記録について楽しく学んでいきましょう。

インフォームド・コンセント関連

今後の治療について医師より説明があった場面

 患者Oさん
66歳女性，胃がんの手術目的で入院予定

 看護師
小芋 看護師
(こいも)

 指導看護師
若草 看護師
(わかくさ)

 医師
朝風 医師
(あさかぜ)

治療方針についての説明の場面

外来勤務の小芋看護師は，朝風医師がOさんと家族（夫，長女）に治療方針について説明する場面に同席しました。

朝風医師「Oさん，今日は寒いですね。先日お会いして以来ですが，体調はいかがですか？」

Oさん「はい。体調は特にどうもないです。この前の説明で胃がんと聞いてショックでした。今は治療を受けようと前向きに考えています」

朝風医師「そうでしたか。確かにショックですよね。でも，今は前向きになられているのですね。素晴らしいです。では，Oさんの病気や治療のことについて説明していきますね。胃の入り口付近に3cm程度の腫瘍があり，（図を描きながら）腫瘍の深さは筋層までです。画像上では，リンパ節やほかの臓器への転移は認められず，早期です。入口側の胃を3分の1切除する手術がよいのではないかと考えています。予定している手術の名称は，噴門側胃切除術です。何かご質問はありますか？」

Oさん「早期ということで，とれるのなら早くとってほしいです。手術をしたら，抗がん剤治療はしなくてよいのですか？」

朝風医師「手術後の最終の病理結果によっては，術後に予防的に抗がん剤治療が必要になることもあります。治療を行うかどうかはこの結果をみてからの判断となります。結果が出るまでに1週間程度かかります」

Oさん「胃を切除したら，食事はどうなるのでしょう？」

朝風医師「食事のことはみなさん気にされます。食事のことも含めて，これから手術の合併症についてお話をしてもよろしいでしょうか？」

Oさん「はい，お願いします」

朝風医師「手術後の合併症として，全身麻酔による副作用がありますが，こちらについては，後日，麻酔科の医師から話があります。胃の手術後のおもな合併症としては，出血や傷の部分の感染，おなかの中の膿瘍，腸閉塞，膵液のもれ，などがあります。また，胃の入口側を切除する手術では，食物や胃液が食道に逆流するのを防ぐ機能が失われますので，胃の内容物が逆流しやすくなり，逆流性食道炎といって，胸やけの症状が起こりやすくなります。術後，Oさんが順調に回復された場合は，術後4日目から食事を開始できるのではないかと考えています。退院後は，食事についての注意が必要ですので，退院前にOさんとご家族に，栄養士からの栄養指導を受けていただく予定です」

Oさん「はい。ぜひ，栄養指導を受けたいです」

Oさん長女「栄養指導は私も一緒に受けたいです」

朝風医師「はい，わかりました。では，そうしましょう。これまでの話でわからなかったところはありませんでしたか？」

> Oさん「特にありません。先生，手術をよろしくお願いします」
> Oさん夫・長女「よろしくお願いします」

【朝風医師による説明後，小芋看護師はOさんと家族を個室へ案内した】

> 小芋「先生の説明でわからなかったことや，もう一度聞きたいことはございませんか？」
> Oさん「今のところはないです。手術をして早く治したいです」
> 小芋「早く治したいですね。心配なことは何かありませんか？」
> Oさん「そうですね。食事のことが気になっていましたが，先生に聞けたし，栄養士さんの話もあるみたいなので，安心しました」
> 小芋「よかったです。ご主人さんや娘さんはいかがですか？」
> Oさん夫・長女「質問は特にないです。手術を受けて無事に回復してくれたらと思います」

さて，あなたが小芋看護師だったら何を記録に書きますか？ 場面を振り返って，考えてみましょう。医師の説明内容を具体的に記載した小芋さんの記録が下記となります。

小芋さんの記録

説明日	20○○年○月○日
時間	14：00〜14：30
場所	5階北病棟説明室
説明者	朝風医師
説明を受けた人	O本人，夫，長女
同席者氏名（職種）	小芋（看護師）
場面	病状説明，治療について
概要	画像上，リンパ節やほかの臓器への転移を認めず，早期の胃がんであること，予定されている術式は噴門側胃切除術，合併症について説明がされた（❶）。
説明中や説明後の患者・家族の表情や言動，受け止め方，看護師の対応	O本人は落ち着き，一生懸命聞いているようにみえた（❷）。夫と長女は説明にうなずき，メモをとりながら聞いていた。Oの「手術をしたら，抗がん剤治療はしなくてよいのか」の質問に対し，医師から手術後の最終の病理結果によっては術後に予防的に抗がん剤治療が必要となることもあること，病理結果が出るまでに約1週間かかることが説明された（❸）。「胃を切除したら，食事はどうなるのか」についての質問に対する医師からの説明を受け，Oは「栄養指導を受けたい」と発言した。長女も「栄養指導を一緒に受けたい」と希望した。夫から質問や発言はなかった。 説明後，Oと夫，長女を個室へ案内し，看護師より，疑問点や気になることがないか確認した。O，夫，長女から特に質問はなかった。
患者・家族の意向，気持ち	O，夫，長女は手術に前向きだった（❹）。
今後の計画	術前オリエンテーションを実施する。気になることや不安を傾聴し，予定されている治療が安心して受けられるようサポートしていく（❺）。

一緒に考えてみましょう！タイム

小芋 「説明を受けているOさんとご家族の様子がわかるように書いてみたのですが，どうでしょうか？」

若草 「小芋さん，よく頑張っていますね。では，一緒に振り返り，説明に同席したときの記録の書き方について学んでいきましょう」

❶ 画像上，リンパ節やほかの臓器への転移を認めず，早期の胃がんであること，予定されている術式は噴門側胃切除術，合併症について説明がされた

- 小芋 「どのような説明がされたのかがわかるように，具体的に書きました」
- 若草 「そうでしたか。でも，この説明は，小芋さんが行ったわけではありませんね。この内容は，実際に説明を行った朝風医師が責任をもって記録に書きます。看護師が，医師の説明内容の詳細を記載してはいけません。医師と看護師の記録に相違があると，誤解をまねくおそれがあるので，注意が必要です(p8，NOTE)」
- 小芋 「ああ，そうなのですね。医師の説明内容も詳しく書いたほうがよいと思っていましたが，実際に説明した人が責任をもって書くのですね」
- 若草 「はい，そうです。この場合，看護師は，患者と家族の反応を書きます」
- 小芋 「はい，わかりました」

❷ O本人は落ち着き，一生懸命聞いているようにみえた

- 若草 「"落ち着き，一生懸命聞いているようにみえた"とありますが，何をもってそう感じましたか？」
- 小芋 「はい。Oさんは，朝風医師のほうや，図・画像を見て，うなずきながら聞いていたので，そのように感じました」
- 若草 「わかりました。"〜のようにみえる"や"一生懸命"というのは，受けた印象ですね。何をもってそう考えたのか，その事実を書きましょう。小芋さんが私に今伝えてくれたとおりに記載すればよいですよ」
- 小芋 「はい，わかりました」

❸ Oの「手術をしたら，抗がん剤治療はしなくてよいのか」の質問に対し，医師から手術後の最終の病理結果によっては術後に予防的に抗がん剤治療が必要となることもあること，病理結果が出るまでに約1週間かかることが説明された

- 若草 「小芋さん，Oさんの発言をそのまま記載できていますね。ただ，これまでの説明から，何か気がつくことはありませんか？」
- 小芋 「えーと，医師の説明内容を詳細に書いてしまっていますね……。さっきの話を振り返ると，医師の説明内容は記載してはいけなかったですね」
- 若草 「はい，そのとおりです。小芋さん，徐々にわかってきましたね」
- 小芋 「ありがとうございます」

一緒に考えてみましょう！タイム

❹ O, 夫, 長女は手術に前向きだった

- 小芋「説明後にOさんとご家族に話を聞いたら，手術に前向きな様子だったので，このように書きました」
- 若草「う〜ん。"前向き"というのは受けた印象ですね。❷でも述べたように，何をもってそう考えたのか，その事実を記載しましょう。発言があれば，それをそのまま書けばよいですよ」
- 小芋「はい，そうします」

❺ 術前オリエンテーションを実施する。気になることや不安を傾聴し，予定されている治療が安心して受けられるようサポートしていく

- 若草「ここは，今後必要とされるケアになりますので，何をするのか，より具体的に記載しましょう。栄養指導のことや術前オリエンテーションの内容を書くとよいですね」
- 小芋「はい，わかりました。詳しく書くことで，ケアの計画がスタッフに周知されますね」

修正して完成した記録 ✏️

Good!

説明日	20〇〇年〇月〇日
時間	14：00～14：30
場所	5階北病棟説明室
説明者	朝風医師
説明を受けた人	O本人，夫，長女
同席者氏名（職種）	小芋（看護師）
場面	病状説明，治療について
概要	胃がん，手術と合併症について
説明中や説明後の患者・家族の表情や言動，受け止め方，看護師の対応	Oは医師のほうや，図・画像を見て，うなずきながら聞いていた。夫と長女は説明にうなずき，メモをとりながら聞いていた。Oは「手術をしたら，抗がん剤治療はしなくてよいのか」「胃を切除したら，食事はどうなるのか」と質問していた。Oは「栄養指導を受けたい」と発言し，長女も「栄養指導を一緒に受けたい」と希望した。夫から質問や発言はなかった。O，夫，長女とも最後に「よろしくお願いします」と話した。説明後，Oと夫，長女を個室へ案内し，看護師より，疑問点や気になることがないか確認した。O，夫，長女から特に質問はなかった。
患者・家族の意向，気持ち	O：「手術をして早く治したい」「食事のことが気になっていたが，先生に聞くことができて安心した」 夫・長女：「手術を受けて無事に回復してくれたらと思う」
今後の計画	術前オリエンテーションを実施し，術後の合併症予防についての説明を行う。気になることや不安を傾聴し，予定されている治療が安心して受けられるよう支援する。手術後の栄養指導は，手術の回復状況を確認しながら，医師や栄養士と連携しながら段階的にOと長女に行っていく。

病状や治療方針などの説明内容の詳細は，医師が責任をもって記録に書きます。よって，「修正して完成した記録」には，それらの情報は記載せず，見たり聞いたりしたままの患者・家族の表情や発言などの反応が中心にまとめられています。

若草看護師からの ワンポイントアドバイス

　病状や治療方針の説明に同席する場面の記録では，医師による説明内容の詳細は記載しません。看護師は，患者・家族の言動から，説明に対する受け止めや理解状況，必要とされるケアを書きます。このとき，患者・家族の発言や表情などの反応は，憶測ではなく，見たり聞いたりしたままの事実を記載するようにします。

　同席中は，患者・家族への配慮や声かけがおろそかにならないようにしましょう。医師からの説明を聞くとき，患者・家族は緊張していることが多く，内容によっては，ショックを受ける場合も多くあります。説明に同席する際の看護師の役割（p8，NOTE）を認識し，患者・家族の心情に配慮した対応が求められます。記録を書き続けることは控え，必要時，メモをとる程度にしましょう。

各論

看護サマリー

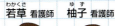

　看護サマリーとは，患者の経過などの情報を要約したもので，患者が他施設に転院する場合や在宅ケア・訪問看護に移行する場合などに，次の受け入れ先へ情報を伝達するために作成します。
　①患者の問題は何であったのか，②どのような看護を実施したのか，③その結果，患者の問題はどうなったのか，④残っている問題は何か，⑤これからどのように看護を継続していくことが望ましいのか，といった内容を各施設で決められた様式に沿って記載します。患者が現在のケア・治療を滞りなく受けられるように，"次の施設ではどんなことが必要になるか"という視点に立って記録を作成することが求められます。

　新人看護師の柚子さんは，看護サマリーを作成するのが初めてで，何を中心に記載したらよいのかがわからず，不安に感じているようです。そんな柚子さんに，先輩の若草看護師が記録の書き方やポイントを教えることになりました。
　優しく指導する若草看護師と，新人の柚子さんとの会話をとおして，記録について楽しく学んでいきましょう。

看護サマリー

転院時

患者Pさん
63歳女性，子宮頸がん手術後の化学療法の有害反応により転院予定，ADLほぼ自立

看護師
柚子 看護師

指導看護師
若草 看護師

　子宮頸がんで手術を受けたPさんの退院が近づいてきました。Pさんは，術後の化学療法の有害反応として発熱，倦怠感が強く，療養目的で転院の予定です。
　受け持ちの柚子看護師は，看護サマリーを作成したことがなく，初めて書くことに不安を感じているようです。そんな柚子看護師の不安を解消するために，以下では，看護サマリーとはどういったものか，また何を書くべきかについて簡単に説明します。

1 看護サマリーとは

　看護サマリーは患者の経過などの情報を簡潔にまとめたもので，おもに以下の内容について取り上げます。

- ❶ 患者の問題は何であったのか
- ❷ どのような看護を実施したか
- ❸ その結果，患者の問題はどのようになったか
- ❹ 残っている問題は何か
- ❺ これからどのように看護を継続していくことが望ましいか

2 看護サマリーの作成が必要な状況

看護サマリーの作成が必要な状況として，下記があげられます。

- ❶ ほかの病棟に移る場合
- ❷ ほかの施設に転院する場合
- ❸ 在宅ケア・訪問看護に移行する場合
- ❹ 外来に通院する場合
- ❺ 3か月以上入院している場合（3か月ごとに中間サマリーを作成）

　❶〜❹では，現在のケア・治療が滞りなく実施されるように，退院もしくは転院・転棟前に情報を関係者間で共有することもあります。近年では，地域包括ケアシステムを考慮して，ケアマネジャーと連絡調整を行う地域もあります。患者・家族の生活を支える支援者としての視点に立った記録が求められているといえます。

3 看護サマリーの記載事項

　看護サマリーの様式は，施設によって異なりますが，継続看護に必要な情報を，簡潔にわかりやすく記載することが大切です。看護サマリーを作成する状況は先に述べた❶〜❺がありますが，一般病棟では，**表**の8項目を記載することを基準にするとよいでしょう。

表　看護サマリーの記載事項

1. 患者プロフィール	氏名，性別，年齢（生年月日），連絡先，など
2. 支援体制	キーパーソン，家族構成，同居している人，ソーシャルサポートの有無（介護保険の申請状況），など
3. 感染症の有無	HBs抗原（±），HCV抗体（±），など
4. 日常生活動作（ADL）自立度評価と援助方法	ADLの状態，食事・排泄・清潔・移動に関する介助の必要性とその方法，必要な物品，など
5. 現時点で継続している患者の問題に関して，これまでの経過および今後の看護のポイント	例）「立位が困難だったが，リハビリの継続的な実施により，短時間の立位，ベッドから車いすへの移乗が可能となった。たまに膝折れがあるため，移乗時や立位の際にそばで見守りが必要」，など
6. 入院中のインフォームド・コンセントの内容	医師からの説明内容や病気・治療に対する患者および家族の認識と希望，など。例）「全身麻酔の手術でがんを切除する。早期なので取り切れると聞いている。しっかり治したい」，など
7. 療養生活における治療上の留意点，ケアする際のコツやアドバイス	例）「水分が多めの汁ものはむせるため，ヨーグルト程度のとろみをつける。夜間3時ごろ，尿意があるため，声をかける」，など
8. 病気に対する受け止め	例）「子宮頸がんで子宮を全摘，抗がん剤による治療が必要であることを理解している。孫の成長を楽しみにして，治療に対して前向きに取り組んでいる」，など

次に柚子看護師が書いたPさんの看護サマリーを提示します。柚子さんにとって初めての記録で、どの部分を具体的かつ丁寧に書けばよいのかがわからなかったようです。それでは、一緒に見てみましょう。

柚子さんの看護サマリー

※前頁の表の 2. 支援体制、3. 感染症の有無についての情報は、ここでは割愛

紹介先	あずき病院	作成日	2018年9月23日	記載看護師 氏名	山葵　柚子

患者プロフィール	氏名：P、性別：女性、年齢：63（昭和30年4月1日生まれ）、連絡先：○○○-×××
入院中の経過	2018年8月30日、子宮頸がん（ステージⅢ）の診断で広範囲子宮全摘、後腹膜リンパ節郭清術を受ける。術後2日目イレウスを発症し、高圧酸素療法を受けた。不安が強かったが、その後の経過は良好。術後排尿障害が出現し、残尿測定をしたが改善なく、術後20日目の9月19日から自己導尿を開始。また、術後補助療法の適応で、9月14日から化学療法を受ける。治療2日目から有害反応として発熱、倦怠感が強く、活気がなく、終日臥床状態となる（❶）。9月26日、療養目的で転院となる（❷）。 【既往歴】 52歳：2型糖尿病

日常生活動作自立度評価と援助方法	項目	自立度	援助方法
	食事	独立可能	
	排泄	見守り一部介助	自己導尿中（❸）。
	ベッド上動作 寝返り	独立可能	
	ベッド上動作 起き上がり	独立可能	
	ベッド上動作 座位保持	独立可能	
	洗面、口腔清潔	独立可能	
	清潔	見守り一部介助	シャワー浴介助（❹）。
	衣類の着脱	見守り一部介助	（❺）
	移動	見守り一部介助	下肢の浮腫があり、店頭の危険があるため付き添い歩行している（❻）。

患者の問題	#. 排尿障害
S	管は入れたくない。自分で導尿ができるようになりたい。
O	術後排尿障害により膀胱留置カテーテルを挿入していたが、本人が拒否し、自己導尿の練習中である（❼）。自己導尿の手技はある程度自立（❽）。膀胱神経の障害により尿意を感じにくく、導尿間隔が長くなることがあるため、看護師が誘導して自己導尿を実施している。
A	不完全な尿道口の消毒や残尿が多いと、尿路感染や急性腎盂腎炎を起こす可能性がある（❾）。
P	引き続き、自己導尿の手技の確認を行う（❿）。

本人の病気の受け止め	子宮頸がんで子宮を全摘、リンパ節をとった。抗がん剤による治療が必要だと理解し、前向きに取り組んでいる。手術の影響で尿が出にくくなっており、導尿が必要なこと、尿の貯留が感染の原因になることを理解している。

備考
連絡先：葉月大学病院（看護部）
電話番号：○○○-□□□（代表）
A3B　病棟電話番号：○○○-△△△△　　　　　　看護師長：空豆　菜実

一緒に考えてみましょう！タイム

柚子:「初めてなのでこれでいいかどうか，よくわかりません。気づいた点は，なんでもおっしゃってください。よろしくお願いします」

若草:「はい，わかりました。緊張して書いたのですね。一緒に確認していきましょう」

❶「入院中の経過」について

若草:「病態・治療と患者の状況が混在しており，わかりにくいですね」

柚子:「これまでの経過を時間ごとに振り返って書いたからかもしれません。病態・治療に関することと，患者の状況は分けて書かないといけないのですね」

若草:「はい，そうですね。Pさんにかかわってきた私たちには理解できますが，Pさんの状況を全く知らない人が読むと，理解が難しいかもしれません」

柚子:「わかりました。分けて書いてみます」

若草:「そうですね。あと，既往歴に2型糖尿病とありますが，現在も治療中でしょうか？ そうならば，それについても書いておきましょう」

柚子:「はい，わかりました。それも大事な情報でした」

❷ 9月26日，療養目的で転院となる

若草:「今回の転院の理由が，化学療法の有害反応によるものか，それ以外によるものかがあいまいです」

柚子:「あ，そう言われればそうですね。どうして転院になるのかをはっきりしないと，相手先は困りますね。ここは明確に書くようにします」

❸〜❺「見守り一部介助」について

若草:「介助が必要と記載した場合は，援助の具体的な内容を書く必要があります。たとえば，空欄となっている❺の「衣類の着脱」に関しては，「下肢浮腫のため，パジャマのズボンをはく際に介助が必要」といった詳細な内容を書くようにします。また，❸の「排泄」の自己導尿については，使用している物品の名称，購入方法，管理方法などを備考に記載しておくと，Pさんは引き続き同じものを使うことができます。転院先の看護師も，手配に困ることがなくなりますね」

柚子:「そうですね。"次の施設でどんなことが必要になるか"という視点に立って記録を書くことが求められるのですね。セルフカテーテルは複数の会社から出ているので，Pさんが現在使っているものが手に入るように，伝えることが大事ですね」

若草:「はい，先々を見越して書けるといいですね。そうすることで，現在のケアが転院先でも滞りなく実施できるようになりますね」

柚子:「確かにそうですね。サマリーの目的は，患者がよりよい看護を継続して受けられるようにすることですので，それを忘れずに，書くようにします」

一緒に考えてみましょう！タイム

若草 「はい，その調子です。サマリーは何のために書くのか，その目的を考えると，必要な記載内容がみえてきますね」

❻ 下肢の浮腫があり，店頭の危険があるため付き添い歩行している

若草 「ここでの修正点はわかりますか？」

柚子 「えっと……，あ！ 店頭になっています」

若草 「そうですね。漢字などの間違いがあると，きちんと読み返していないことが相手に伝わってしまいます。相手を尊重しているかどうかは，このようなところにも表れます。文章を書いたら，必ず読み返すようにしましょう」

柚子 「ああ，恥ずかしいです。失礼なことをしてしまうところでした。誤字脱字に注意しながら書くのは，礼儀ですよね。気をつけます」

❼ O：術後排尿障害により膀胱留置カテーテルを挿入していたが，本人が拒否し，自己導尿の練習中である

若草 「Pさんは，"嫌だ"と拒否したのでしょうか？」

柚子 「あ，いいえ。違和感があるし，動くときに邪魔なので外したいとおっしゃっていました」

若草 「そうでしたか。"拒否"は，強い言葉ですので，ここでは使用をさけることが望ましいです。Pさんが言ったとおりに書くといいですよ」

柚子 「はい，わかりました。記録を書くときは，言葉の意味の強さや，与える印象なども考える必要があるのですね。気をつけなくちゃ」

若草 「そうですね。記録は，読まれることを前提として書く必要があります。その点に注意して書きましょうね」

柚子 「はい，わかりました。記録の奥の深さを実感しています……」

❽ O：自己導尿の手技はある程度自立

若草 「"ある程度"とありますが，この表現だと，できている点と不足点がわかりにくいですよ」

柚子 「ああ，そうですね。これは，自分の感覚的な評価ですね。これでは読み手に伝わらないし，転院先の看護師は，何をどうしたらよいか困ってしまいますね」

若草 「そうですね。何が自立してでき，どのようなことに援助を必要としているかといった具体性が必要です」

柚子 「はい，それを意識して書き直してみます」

❾ A：不完全な尿道口の消毒や残尿が多いと，尿路感染や急性腎盂腎炎を起こす可能性がある

若草 「先ほど❽で，できている点と不足点を具体的に書くという話をしましたが，Pさんは自己導尿時の尿道口の消毒は不十分なのですか？」

一緒に考えてみましょう！タイム

柚子　「いいえ，消毒はきちんとできています」

若草　「では，どうしてこれを書きましたか？」

柚子　「ああ，思いつくままに一般的なことを書いてしまいました。Pさん独自のことを書かないといけないですね。またまた反省です」

若草　「そうですね。気をつけましょう。Pさんは自己導尿を繰り返し行っていますが，感染を考慮すると，これは好ましくありません。自己導尿の継続の理由や必要性，いつまで実施するかなどについて書いておくと，納得したうえでケアを進めやすいですね」

柚子　「そうですね。ご指摘を参考に，書き直してみます」

⑩ **P：引き続き，自己導尿の手技の確認を行う**

若草　「現在，導尿はどのくらいの間隔で行っているのですか？」

柚子　「はい。Pさんの生活に合わせて，6：00，11：00，16：00，21：00にこちらから声をかけてやってもらっています。あと，倦怠感が強いときは，準備や片づけなどを手伝っているので，先方の看護師さんにも続けてほしいです」

若草　「それは大事な情報ですね。ぜひ書いておきましょう」

柚子　「はい，わかりました。こうして振り返ると，いっぱい見直す点がありますね」

若草　「初めてなので，書き直しが多いのはふつうですよ。積み重ねていけば，柚子さんもいつか指導できるようになります」

柚子　「ありがとうございます。落ち込んでいましたが，ちょっと元気が湧いてきました」

修正して完成した看護サマリー

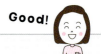

紹介先	あずき病院	作成日	2018年9月23日	記載看護師 氏名	山葵　柚子

患者プロフィール	氏名：P，性別：女性，年齢：63（昭和30年4月1日生まれ）， 連絡先：○○○-×××
入院中の経過	2018年8月30日，子宮頸がん（ステージⅢ）の診断で広範囲子宮全摘，後腹膜リンパ節郭清術を受ける。術後2日目にイレウスを発症し，高圧酸素療法を受け，イレウス状態は改善した。術後補助療法の適応で9月14日から化学療法が開始となる。9月16日ごろより有害反応として発熱，倦怠感が強く，現在も持続しているため，療養目的で9月26日に転院となる。術後排尿障害が出現し，9月19日から自己導尿を開始している。 【既往歴】 52歳：2型糖尿病 内服治療中，食事管理（1,600 cal）は自身で行っている。

日常生活動作自立度評価と援助方法

項目	自立度	援助方法
食事	独立可能	
排泄	見守り一部介助	自己導尿中。手技の詳細は別紙「自己導尿の手順書」を参照。
ベッド上動作 寝返り	独立可能	
ベッド上動作 起き上がり	独立可能	
ベッド上動作 座位保持	独立可能	
洗面，口腔清潔	独立可能	
清潔	見守り一部介助	シャワー浴介助：段差があるところは，移動時の見守り実施。シャワーは1人で可能。
衣類の着脱	見守り一部介助	下肢浮腫のため，パジャマのズボンをはく際に介助が必要。
移動	見守り一部介助	下肢の浮腫があり，転倒の危険があるため付き添い歩行している。

患者の問題	#. 排尿障害
	S　管は入れたくない。自分で導尿ができるようになりたい。
	O　術後排尿障害により膀胱留置カテーテルを挿入していたが，違和感があり，動くときに邪魔となるため外したいとの強い希望があり，自己導尿を開始し，練習中。自己導尿は，物品の準備と消毒の手技は自立しているが，化学療法による倦怠感が強いと，実施が困難になるときがある。膀胱神経の障害により尿意を感じにくく，導尿間隔が長くなることがあるため，看護師が誘導して自己導尿を実施している。
	A　膀胱留置カテーテルに対する違和感があったため，自己導尿を希望し，積極的に手技の習得に取り組んでいる。化学療法による倦怠感があり，定期的な導尿の実施が困難である。尿量の確保と膀胱神経が回復するまでは残尿量を確認して導尿を行い，急性腎盂腎炎を防止する必要がある。
	P　5時間（6：00，11：00，16：00，21：00）おきに声をかけて導尿を実施。倦怠感が強いときは，準備や片づけを手伝う。
本人の病気の受け止め	子宮頸がんで子宮を全摘，リンパ節をとった。抗がん剤による治療が必要だと理解し，前向きに取り組んでいる。手術の影響で尿が出にくくなっており，導尿が必要なこと，尿の貯留が感染の原因になることを理解している。
備考	自己導尿用のセルフカテーテルは，○○○社製10Fr使用。 　　　購入先：△△△機器（担当者：A氏，電話：○○○-□□□） 　　　消毒液：◎◎◎ 　　　潤滑剤：×××

連絡先：葉月大学病院（看護部）
電話番号：○○○-□□□（代表）
A3B　病棟電話番号：○○○-△△△△　　　　　　　　　　看護師長：空豆　菜実

Pさんが現在のケアを転院先でも継続して受けられるよう，介助が必要な項目においては，その援助方法が具体的に記されています。また，自己導尿で使用している物品の名称やその購入先，さらに看護問題や今後の看護の方向性についても詳細に書かれており，"次の施設でどんなことが必要になるか"という視点に立った記録に修正されています。

若草看護師からの ワンポイントアドバイス

　看護サマリーを記載する際に陥りやすい点として，❶入院中の治療経過を詳細に書きすぎる，❷継続している患者の問題を明確に書いていない，❸今後必要となる援助の詳細を書いていない，などがあげられます。

　治療経過の詳細は医師が自身のサマリーに記載するため，看護師はその情報をこと細やかに書く必要はありません。それよりも，患者が現在のケアを転院先でも滞りなく受けられるように，継続している患者の問題や今後の看護の方向性，具体的な援助方法などの情報を丁寧に書くようにします。

　また，患者の生活背景や家族のサポート体制などの情報は，転院先でも退院調整を行う際に重要です。患者・家族の意向を確認して記載しておくと安心です。

COLUMN

自宅へ退院し，在宅でケアを受ける場合の看護サマリー

　看護サマリーの目的は，これから生活する場所で，患者が安心して治療・ケアを受けられ，療養生活を送ることができるようにすることです。療養先が病院や施設ではなく在宅の場合は，ケアマネジャーや訪問看護師に向けたサマリーを作成します。

　社会資源を活用することもあるため，介護保険の申請状況や，自宅の住環境，患者が暮らす地域の生活環境，コミュニティ，家族の支援体制などの情報も必要です。また，退院支援カンファレンスで話し合われた内容なども記載し，患者と家族が安心して生活できるように準備しましょう。

各論

カンファレンス記録

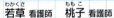

　看護カンファレンスには，チームカンファレンス，病棟カンファレンス，外来のカンファレンス，訪問看護ステーションでのカンファレンスなどがあります。
　この節では，チームカンファレンス（看護師間）を取り上げます。話し合われる内容は，患者の問題やそれを解決するための具体的なケア・対策，患者・家族の現状など，多岐にわたります。カンファレンス記録には，①検討内容，②参加者，③おもな意見，④決定事項の情報をもらさずに記載するようにします。

　新人看護師の桃子さんは，カンファレンス記録を作成するのが初めてで，どのようにまとめればよいかがわからず，困惑しているようです。そんな桃子さんに，先輩の若草看護師が記録の書き方やポイントを教えることになりました。
　優しく指導する若草看護師と，新人の桃子さんとの会話をとおして，記録について楽しく学んでいきましょう。

カンファレンス記録

看護師間カンファレンス

患者Qさん
70歳男性，ALS（筋萎縮性側索硬化症）の診断，自宅退院を希望

看護師
桃子 看護師

指導看護師
若草 看護師

　ALSの診断を受けたQさんが，希望する療養環境で過ごせるようにするにはどうすればよいか検討するために，桃子看護師と病棟スタッフはカンファレンスを開催する予定です。
　受け持ちの桃子看護師は，カンファレンス記録を作成したことがなく，初めて書くことに不安を感じているようです。そんな桃子看護師の不安を解消するために，以下では，カンファレンス記録とはどういったものか，また何を書くべきかについて簡単に説明します。

1 カンファレンス記録とは

　カンファレンス記録は，看護師間や多職種間で患者に関する話し合いを行った際に，その内容をおもにSOAP記録に残すものです。施設で記録形式が異なる場合は，施設のルールにのっとって記載するようにします。
　カンファレンスで話し合われる内容は，患者が抱える問題の抽出や，問題解決をはかるための具体的なケア，情報共有，インシデント発生時の振り返りと今後の対策など，多岐にわたります。それらについて検討したことや決定事項をまとめます。

2 カンファレンス記録の作成が必要な状況と理由

　記録の作成が必要な状況を表1に示します。

表1　カンファレンス記録の作成が必要な状況の例

看護師間
情報共有のためのカンファレンス
新規入院患者についての情報，特殊な治療を開始したり新しい機器を導入する患者およびその方法や留意点などの情報
患者の問題解決，具体的なケア検討のためのカンファレンス
難治性の褥瘡のケア，せん妄に対するケア，家族へのケア，食前薬の与薬方法など
多職種間
情報共有のためのカンファレンス
現在の治療状況や今後の方向性に関する情報，現在のリハビリの実施状況と病棟で継続が望ましいリハビリに関する情報，各職種（薬剤師，栄養士，MSWなど）の支援状況に関する情報
患者の問題解決，具体的なケア検討のためのカンファレンス
生活背景から，退院後の食事療法実施が困難な患者へのケア，車いすのレンタルに関する手続きや，自宅に手すりを付けるなどの自宅の改装に関する検討，など

短時間であっても，カンファレンスを開催したときは常に記録に残しましょう。不参加のスタッフへ情報を伝達できるだけでなく，カンファレンスでの検討自体もケアの一環であり，ケア実践の1つの証拠になるためです。さらに，記録に残すことで，カンファレンスの重要性がスタッフに周知され，積極的な参加の促進につながることが期待されます。

3 カンファレンス記録の記載事項

　記載事項としては，おもに，①検討内容，②参加者，③おもな意見，④決定事項，などがあげられます。表2に具体的な例を示します。なお，記録にカンファレンスで出た発言をすべて記載する必要はありません。また，誰がどの意見を言ったかについて，その詳細を書くことはしません。

表2　カンファレンス記録の記載事項の例

記載事項	例1	例2
検討内容	母親の付き添いについて	疼痛コントロールについて
参加者	看護師：○○, ○○, ○○，理学療法士：○○	看護師：○○, ○○, ○○，医師：○○
おもな意見	母親は毎日の付き添いで疲労感が強い，父親は単身赴任のため2週間に1回の面会	鎮痛薬は怖いので使いたくない，使用後に意識がもうろうとなったことがあるとのこと，10段階ペインスケールで痛みは常に5以上，日中は8が多い
決定事項	プライマリーナースは，下記を確認する ・病状や付き添いに関する患者と母親の認識，希望 ・支援を得ることができる知り合いや親せきの存在の有無 ・同胞の世話に関する情報 受け持ち看護師は，下記を行う ・母親が病室内で休める環境をつくる（ソファの準備，訪室しない時間を設定するなど） ・母親がボランティアによるマッサージを受けられるように調整	本日の受け持ち看護師は，下記を行う ・痛みの状況を詳細に観察・確認する（部位や強さ，増強・軽減の要因，痛みや鎮痛薬に対する認識，痛みによる生活への影響など） プライマリーナースは，下記を確認する ・疼痛コントロールに対する希望 ・今後，患者がやりたいこと ・家族（妻，子ども）の鎮痛薬に関する認識や希望 ⇒医師，薬剤師，MSWを含めたカンファレンスを開催する（○月○日13：00～）

　カンファレンスに向けて，患者の経過，現在の状況，反応などの情報をきちんと把握しておく必要があります。次に，Qさんと家族に関する情報の詳細を提示します。

患者の経過，現在の状況，反応

経過：1年前より食欲低下と息苦しさを感じるようになり，徐々に症状が悪化してきたため，近医受診した。呼吸筋の筋力低下を認め，X月に精査目的で入院となった。2週間後にALSの診断がつき，本人と妻に病名が伝えられた。医師より，自宅や病院など，今後，療養する場所を考えていくことが説明された。治療内容として，今後，リルゾール[1]の内服を検討

Qさんの現在の状況：❶ベッド回り動作―起き上がりや寝返りは自立しているが，立ち上がりは見守りが必要，❷歩行―理学療法士が介入し，歩行器使用で歩行練習を実施，❸食事―セッティングにより全粥軟菜を自分で摂取，嚥下障害なし，❹排泄―付き添い歩行し，トイレで行う，❺清潔―シャワー浴介助，❻更衣・整容―見守りで自立，❼酸素吸入―日中はカニューレで0.5 L/分，夜間（21：00～7：00）のみ BiPAP[2] 使用，リハビリ時に呼吸困難感の出現なし，❽社会資源―介護保険と特定疾患医療受給者証申請中，❾家族構成―妻（70歳）と2人暮らし，1人娘（38歳）は結婚し，県外在住。

診断を受けた際のQさんの反応：びっくりしたよ。まさか自分がこんな病気になるなんて思ってもみなかった……。でも，これも運命なんだろうね。治らないのであれば家に帰りたい。少しでも動けるうちに整理したいことがある。でも，帰ると妻に負担がかかるよね。無理かな。

妻の反応：まさかこんな病気だったなんて……。悪くなっていく主人を見るのはつらいです。でも，本人が帰りたいのなら望むようにしてあげたいです。私の健康状態に問題はないですが，家では私1人だから介護に不安を感じています。介護経験もありませんし。娘が手伝ってくれれば何とかなるかもしれません。でも，仕事と子育てで忙しい娘に頼むのは気が引けます。どうしたらよいのでしょう。

[1] 生存期間をわずかであるが，有意に延長させる[1)]。
[2] biphasic positive airway pressure の略。換気補助に用いられる機器。

桃子看護師と病棟スタッフは，Qさんが希望する療養環境で過ごせるようにするにはどうすればよいか検討するために，カンファレンスを開催しました。その後，桃子さんは，記録を作成しましたが，何を書き残すべきかがわからなかったようです。思うがままに書いた桃子さんの記録が次となります。

桃子さんの記録

ケースカンファレンス（退院支援）	
参加者	病棟スタッフ，桃子（❶）
S	まさか自分がこんな病気になるなんて思ってもみなかった。治らないのであれば家に帰りたい。少しでも動けるうちに整理したいことがある。でも，帰ると妻に負担がかかるよね。無理かな（❷）。
O	本人，妻ともに自宅退院を希望しているため，カンファレンスを行い，可能かどうか検討した（❸）。筋力や呼吸機能の低下により，ADLは見守りと軽度の介助が必要。妻は介護力に不安あり。治療内容として，今後，リルゾールの内服を検討
A	現在，ADLについては，見守りと軽度の介助のもと，1人でできることとできないことを，筋力の状況に合わせて支援している。Qと妻は在宅療養の希望だが，介護力への不安が妻にある。今後，筋力や呼吸機能の低下が予想される（❹）。
P	多職種とも連携し，自宅退院へ向けて調整する（❺）。

一緒に考えてみましょう！タイム

桃子:「たくさんの意見が出るなかで，何をどう書くか，迷いました」

若草:「初めてだと，何を記録に残したらよいのかがわかりませんよね。では，一緒に確認していきましょう」

❶ 参加者：病棟スタッフ，桃子

若草「桃子さん，このカンファレンスには，誰が参加していたのですか？」

桃子「えっと……，Qさんのプライマリーナースの佐藤さん，田中さん，鈴木さん，山本さん，看護師長の渡辺さん，副看護師長の高橋さんと私です。あ，参加者の名前を具体的に書いていませんでした……」

若草「はい，そうですね。名前を書いて，誰が出席したのかがわかるようにしましょう。そうすることで，参加したという事実を示すことができます。また，不参加だった人が詳細を知りたい場合，参加したスタッフがわかれば，直接話を聞くことができますね」

桃子「確かにそうですね。忘れずに，記載するようにします」

❷ S：まさか自分がこんな病気になるなんて思ってもみなかった。治らないのであれば家に帰りたい。少しでも動けるうちに整理したいことがある。でも，帰ると妻に負担がかかるよね。無理かな

若草「診断を受けた際のQさんの発言が，そのまま書かれていてよいですね。ただ，見落としている点が1つあります」

桃子「見落としている点？ あ！ 奥さんの反応を書いていませんでした……」

若草「はい，よく気づきましたね。患者だけではなく，その家族の反応も大切な情報です。忘れずに記載するようにしましょう」

桃子「はい，わかりました」

❸ O：本人，妻ともに自宅退院を希望しているため，カンファレンスを行い，可能かどうか検討した

若草「桃子さん，このカンファレンスでは，何を中心に話し合ったのでしょう？ Qさんが自宅へ退院できるかどうかですか？」

桃子「いいえ。お2人とも自宅への退院を希望していますので，それを実現するための対策と問題点についてです」

若草「はい，そうでしたね。そこが正確に書かれていないと，読む人は戸惑ってしまいます」

桃子「ああ，そうですね……。カンファレンスのテーマは肝となる部分ですので，正確に書かないといけないですね」

一緒に考えてみましょう！タイム

 若草 「はい，そうです。テーマが書けたら，次は，カンファレンスで取り上げた患者の問題と，それがADLなどに及ぼしている影響を具体的に記載しましょう。桃子さん，Qさんの問題について，どのようなことがカンファレンスで話し合われましたか？ また，現在のQさんのADLはどうでしょうか？」

 桃子 「はい。Qさんの問題として，"筋肉の萎縮による日常生活の障害"について検討しました。また，その障害がADLや呼吸状態に及ぼしている影響については，『Qさんの現在の状況』（p144）に示してあるとおりです」

 若草 「そうですね。患者の問題と状況を整理したうえで，それらの内容をO欄にきちんと残しておきましょう」

 桃子 「はい，そうします」

 若草 「あと，桃子さん，Qさんの家族からのサポート体制や社会資源の利用状況はどうでしょうか？ 自宅療養を検討するうえで必須の情報ですよ」

 桃子 「あ，はい。奥さんは70歳ですが，健康状態は問題ないそうです。在宅療養には協力的ですが，介護の経験がなく，1人で行うことに不安を抱えています。また，娘さんは県外に住んでいるそうですが，詳細はわかりません。娘さんと，Qさんの兄弟姉妹の状況についても確認する予定です。社会資源については，介護保険と特定疾患医療受給者証を申請されています」

 若草 「はい。家族の現状やサポート体制，社会資源の利用状況は大切な情報ですので，書き残しておきましょう。あと，カンファレンスの開催時間と場所も記しておきましょう。その記載があることで，実際に検討したことの証拠にもなります」

 桃子 「はい，わかりました」

❹ **A：Qと妻は在宅療養の希望だが，介護力への不安が妻にある。今後，筋力や呼吸機能の低下が予想される**

 若草 「SとOの情報から，問題点をこのようにアセスメントしたのですね。自宅退院の実現に向けて，問題点を明らかにしたのはよいですが，これに対する対策や，どのような支援が必要と考えたのかについて書かれていません。カンファレンスのなかで，対策や支援について参加者から何か意見は出されませんでしたか？」

 桃子 「えっと……，佐藤さんから，今後，Qさんは呼吸機能の悪化が予想されるので，在宅酸素やBiPAPを適切に実施するなどの，安定した呼吸管理が必要との意見が出されました。あと，筋力もより低下するおそれがあるため，日常生活で可能なリハビリを続けていくことも必要だとおっしゃっていました」

 若草 「スタッフの意見は重要ですので，きちんと記録に残しておきましょう。そのほか，奥さんは，1人で介護することや，娘さんに手伝ってもらいたいものの，状況がわからないことに不安を抱かれているようですが，これに対する支援について，何か意見が表出されましたか？」

 桃子 「はい。訪問看護やヘルパーなどの社会資源を利用するという選択肢もあることをQさんと奥さんに伝えてはどうかとの提案が，鈴木さんからありました。あと，県外に住む娘さんとQさんの兄弟姉妹に介護の支援が可能かどうか確認をとることと，医療者からの支援も受けられると伝えることが必要だと，渡辺さんからありました」

一緒に考えてみましょう！タイム

 若草 「問題点に対する対策や支援について，活発な話し合いがなされていたようですね。素晴らしいです。このほかに，何か発言はありましたか？」

 桃子 「はい。病名を伝えられたばかりのQさんと家族に対する精神面の支援や，リルゾール開始後の反応や副作用の観察が必要だとの意見もありました」

 若草 「いろいろなことが検討されたようですね。==参加者から出された意見や発言にもとづき考えた対策・支援を記録にきちんと記しておきましょう==。あと，桃子さん，話し合いにより，==最終的にどのような対応をとることが決まったのでしょうか？==」

 桃子 「はい。主治医に治療方針と今後の予定を確認し，評価と再検討のための多職種カンファレンスを5日以内に開くことが決まりました」

 若草 「看護師間で出たさまざまな意見から，多職種カンファレンスの開催へとつながったことは大切な情報なので，きちんと記録に残しておきましょう」

 桃子 「はい，わかりました」

❺ P：多職種とも連携し，自宅退院へ向けて調整する

 若草 「P欄には，Aの情報にもとづき立案した計画―どの職種が，いつまでに，何をするのか==具体的に記す必要があります==。この❺の情報だけでは，それがわかりませんね」

 桃子 「簡潔に書くことばかりに意識が向いてしまい，必要な情報が抜け落ちていました。反省です」

 若草 「慣れないうちは，何を記録に残すか，その選択や判断が難しいものです。記録では積み重ねの練習が大切ですので，一緒に学んでいきましょう」

 桃子 「はい，そう言っていただけると，ありがたいです」

 若草 「では，P欄に何を書くか考える前に，❹を振り返りながら，Aを少し整理してみましょう。Aでは，問題点に対する対策や支援として，どのようなことが必要と考えましたか？」

 桃子 「あ，はい。①安定した呼吸管理，②日常生活で可能なリハビリの継続，③介護キーパーソンを支える人の確認，支援，④訪問看護やヘルパーを含む社会資源の活用，⑤病名の告知に伴う精神的負担への支援，⑥薬物（リルゾール）への反応や副作用の観察，です」

 若草 「はい，そうでしたね。P欄には，①～⑥のうち，どの職種が，いつまでに，何を実施するのかを具体的に書きましょう。==看護計画を詳細に記載しておくことで，実行に移しやすく，実施状況の確認とケアの評価が容易になります==。また，==不参加だった人も詳細を知ることができ==ますね」

 桃子 「確かにそうですね。重要な情報はもらさず，丁寧に書くようにします」

 若草 「はい，その調子です。==話し合った内容を看護計画に反映させ，計画の修正や追加をして実践につなげていきましょう==」

 桃子 「はい，頑張ります。スタッフのみなさんは，いろいろな意見をもっていて，ハッと気づかされることが多くありました」

 若草 「いろいろなことに気づけたようですね。これからも記録について一緒に学んでいきましょう」

修正して完成した記録

	ケースカンファレンス(退院支援)
参加者	プライマリーナース 佐藤,田中,鈴木,山本,看護師長 渡辺,副看護師長 高橋,桃子
S	本人:まさか自分がこんな病気になるなんて思ってもみなかった。治らないのであれば家に帰りたい。少しでも動けるうちに整理したいことがある。でも,帰ると妻に負担がかかるよね。無理かな。 妻:悪くなっていく主人を見るのはつらいです。でも,本人が帰りたいのなら望むようにしてあげたいです。家では私1人だから介護に不安を感じています。介護経験もありませんし。娘が手伝ってくれれば何とかなるかもしれません。でも,仕事と子育てで忙しい娘に頼むのは気が引けます。
O	X月○日○時○分~○時○分,ナースステーションで,Qの自宅退院を実現するための対策と問題点について検討するためにカンファレンスを実施した。 #.筋肉の萎縮による日常生活の障害 1.現在の状態 ADL:起き上がりや寝返りは自立しているが,立ち上がりは見守りが必要。歩行は理学療法士が介入し,歩行器使用で歩行練習をしている。食事(全粥軟菜)はセッティングすると自分で摂取可能。嚥下障害なし。排泄は付き添い歩行し,トイレにて行う。シャワー浴はチェアーを使用し介助。更衣・整容は見守りで自立 呼吸状態:日中はカニューレによる酸素吸入 0.5 L/分,夜間(21:00~7:00)はBiPAP使用。リハビリ時の呼吸困難感の出現なし 2.治療内容 今後リルゾール内服を検討 3.介護力 妻:健康状態に問題はなく,自宅での介護に協力的。介護経験がなく,1人のため不安あり サポートしてくれそうな人:県外にいる娘とQの同胞。状況の詳細は不明 4.社会資源 介護保険と特定疾患医療受給者証を申請中
A	現在,ADLについては,見守りと軽度の介助のもと,1人でできることとできないことを,筋力の状況に合わせて支援している。Qと妻は在宅療養の希望だが,介護力への不安が妻にある。今後,筋力や呼吸機能の低下が予想されるため,自宅退院の実現には下記が必要と考える。 　①安定した呼吸管理 　②日常生活で可能なリハビリの継続 　③介護キーパーソンを支える人の確認,支援 　④訪問看護やヘルパーを含む社会資源の活用 　⑤病名を伝えられたばかりのQと家族への精神面の支援 　⑥薬物(リルゾール)への反応や副作用の観察 以上の意見が参加者から出された。本日,主治医に治療方針と今後の予定を確認し,評価と再検討のための多職種カンファレンスを5日以内に開催することが決定した。
P	(短期目標)自宅退院へ向けた支援を多職種で行い,療養環境を整える。 以下を看護計画に追加した。 　①呼吸状態に合わせた在宅酸素とBiPAPの取り扱いの指導 　②PTとOTから情報を得て,本人が実施できるリハビリを続けてもらう 　③娘とQの同胞が支援可能かどうかを確認。状況に応じて,①と②の指導を実施 　④MSWとの連携のもと,介護保険・特定疾患医療受給者証の申請状況に合わせた社会制度の有効活用,訪問看護やヘルパーの利用の提案 　⑤本人・家族の病気の受け止めや病状進行に対する理解状況,希望の確認,適切な情報提供と悲嘆ケアを含んだ精神的ケアの実施 　⑥薬物療法(リルゾール内服)の管理,反応や副作用の観察 ①~④はプライマリーナースの実施計画にもとづき,受け持ち看護師が実施,5日後に多職種カンファレンスを開催,⑤はプライマリーナース中心で行う。

カンファレンスの出席者の名前が詳細に書かれています。また，S欄には，診断を受けた際の家族の反応が追加されています。O欄には，取り上げるテーマが正確に示され，情報が内容ごとに整理されています。A欄には，カンファレンスで出た意見をもとに考えた，問題点に対する対策や支援が具体的に記載されています。P欄には，A欄で記載した内容を，どの職種が，いつまでに，どのように実施するかについて，その看護計画が詳しく記されています。

若草看護師からのワンポイントアドバイス

❶カンファレンスの開催時間，場所，参加者名は，忘れずに記載するようにしましょう。実際に検討したことの証拠にもなります。検討自体もケア実践の1つです。

❷カンファレンスで取り扱うテーマ（「自宅退院を実現するための対策と問題点」）と患者の問題（「#. 筋肉の萎縮による日常生活の障害」）を記録に明示しましょう。そうすることで，カンファレンスの目的や内容が，看護チームだけでなく医療チームでも共有しやすくなります。

❸Oでは，客観的情報を内容ごとに整理して記載するようにします。本事例の場合，現在の状態，治療内容，介護力，社会資源の内容を柱に情報を整理することで，患者のADLと呼吸状態，薬物の使用状況，サポート体制の現状および問題点，社会資源の利用状況が明確になっています。

❹Pでは，どの職種が，いつまでに，何をするのか具体的に示しましょう。看護計画を詳細に記載しておくことで，実行に移しやすく，実施状況の確認とケアの評価が容易になります。

これらのポイントを押さえて記録を作成することで，継続性と一貫性のある看護が提供できるようになり，また看護実践の証明にもなります。

COLUMN

カンファレンスの意義と目的[2]

カンファレンスの第一の目標は，患者・家族が必要とし，希望するケアを提供し，効果的なアウトカムを導き，ケアの質を向上することです。カンファレンスを行うことで，介入による患者問題の早期解決や，患者満足度を重視した看護実践が可能となります。

また，カンファレンスの開催によりスタッフ間で情報共有を行うことと，ただちに看護計画を修正することは，患者の状態に合わせたケアの提供につながります。

さらに，カンファレンスは，個々のスタッフの看護実践能力の差を補うことや，個々の成長をうながすことに寄与します。

引用文献

1) 難病情報センター：筋萎縮性側索硬化症（ALS）（指定難病2）―診断・治療指針（医療従事者向け）
   http://www.nanbyou.or.jp/entry/214（2018年9月30日閲覧）
2) 鹿児島大学病院：看護記録マニュアル（平成29年度版），p 50, 2017

索引

数字・欧文

6R 89
alternative dispute resolution (ADR) 4, 5
educational-plan (E-P) 16
FDAR 17
Japan Coma Scale (JCS) 61
NANDA-I 看護診断 13
objective-plan (O-P) 15
partnership nursing system (PNS) 28
problem oriented nursing record (PONR) 18
problem oriented system (POS) 17
SOAP 17, 18, 20
── , インフォームド・コンセント関連 125
── , 患者の状態観察, アセスメント, かかわり関連 101
── , 患者への教育指導関連 91
therapeutic-plan (T-P) 16

あ

アセスメント 40
── , 患者の反応に対する 26, 27
── , 情報収集の段階における 40
── , 日々のケア過程における 41
── の記載時の留意点 46
── の再考 40
アセスメントへの活用
── , 研究結果の 45
── , 中範囲理論の 41

い

胃管チューブ 71
医事裁判 4, 7
一緒に考えてみましょう! タイム
── , 胃管チューブの自己抜去 72
── , 看護サマリー (転院時) 135
── , カンファレンス記録 (看護師間) 145
── , 急変 58
── , 血管外漏出 78
── , 誤薬 68
── , 今後の治療について医師より説明があった場面 128
── , 褥瘡 121
── , せん妄 103

── , 点滴の流量間違い 87
── , 転倒・転落 53
── , 糖尿病患者への食事指導 93
── , ドレーンの観察 113
── , 配膳間違い 82
── , 不安 108
── , 慢性心不全患者への食事指導 98
── , 無断外出 63
医療過誤 6
医療事故 6
医療紛争 4, 6
インフォームド・コンセント 8, 126

お

穏やかなエンド・オブ・ライフ理論 42
オレム 42

か

書き言葉 29, 30
がん患者の心の反応に関する研究 45
看護カンファレンス記録 141, 142
看護業務基準 2, 3
看護記録 2
── , 胃管チューブの自己抜去 71
── , インシデント関連 51
── , インフォームド・コンセント関連 125
── , 患者の状態観察, アセスメント, かかわり関連 101
── , 患者への教育指導関連 91
── , 急変 57
── , 血管外漏出 77
── , 誤薬 67
── , 今後の治療について医師より説明があった場面 34, 126
── , 褥瘡 119
── , せん妄 102
── , 点滴の流量間違い 85
── , 転倒・転落 52
── , 糖尿病患者への食事指導 92
── , ドレーンの観察 112
── , 配膳間違い 81
── , 不安 107
── , 慢性心不全患者への食事指導 97

── , 無断外出 62
── と法との関連 4
── の意義 3
── の書き間違いへの対応 34
── の構成要素 10
── の目的 3
看護記録に関する現行法令上の規定 5
看護記録に関する指針 2, 3
看護計画 10, 14
看護サマリー 10, 19, 131, 132
── , 在宅ケアに移行する場合 139
── , 転院時 132
看護師の役割, 面談に同席するときの 8
看護診断 10, 14
看護必要度 4
看護目標 14
看護理論 41, 42
観察計画 15
患者の反応 26
患者の反応に対するアセスメント 27
患者の問題の優先度 31
カンファレンス記録 141, 142

き

危機理論 42
基礎情報 10
急変 57
教育計画 16
行政処分 6, 7

け

ケア計画 16
経過記録 10, 16
敬語 21
経時記録 16, 51
刑事責任 6, 7
ケースカンファレンス 144
血管外漏出 77
検温表 10, 18

こ

抗がん剤 77
行動変容段階モデル 42-44
ゴードン 13
誤字脱字 32
個別性, 看護記録における 33
誤薬 67
誤薬防止 89

さ
裁判　4, 7
裁判によらない紛争解決手段
　　　　　　　　　　4, 5
債務不履行責任　6

し
色調の判断に用いる一覧表　117
自己決定権　8
自己抜去　71
実践理論　42
死の受容過程理論　42
主語　32
述語　32
初期情報　10
食事指導
　――, 糖尿病患者への　92
　――, 慢性心不全患者への　97
褥瘡　119
心不全　97

す・せ
ストレス・コーピング理論　42
説明義務違反　8
せん妄　102, 106

そ
訴訟を防ぐためのポイント　8
損害賠償　6

た
退院支援　144
大理論　42

ち
地域包括ケアシステム　132
中間サマリー　132
中範囲理論　41, 42

つ・て
つらさと支障の寒暖計　38
点滴の流量間違い　85
転倒・転落　52

と
糖尿病　92

トラヘルパー　61
トラベルビー　42
トランスセオレティカル・モデル
　　　　　　　　　　42-44
ドレーン　112
ドレーンの排液　117

な・に・の
ナイチンゲール　42
尿の色調　118
脳室ドレーン　112

は
パートナーシップ・ナーシング・
　システム　28
排液, ドレーンの　117
配膳間違い　81
パクリタキセル　77
話し言葉　29, 30

ふ
不安　107
フォーカスチャーティング　16
服薬指導　94
不適切な表現　22, 23
不法行為責任　6
フローシート　10, 18
文章のねじれ　32

へ・ほ
ヘルスプロモーション理論　42
ヘンダーソン　13
便の色調　118
方言　20

ま・み
慢性心不全　97
ミトン　71
民事責任　6, 7

む・め
無断外出　62
メタ理論　42

も
問題志向型システム　17

　――にもとづく看護記録　18
問題リスト　10

ゆ
有害事象　37
有害事象共通用語規準　37
優先度, 患者の問題の　31

り
略語　35
略語一覧　36
流量間違い　85
リルゾール　144
理論家, 基礎情報の分類の基盤を
　作成した　13

ろ
ロイ　42
ロジャース　42

わ
ワンポイントアドバイス
　――, 胃管チューブの自己抜去
　　　　　　　　　　　　76
　――, 看護サマリー(転院時)　139
　――, カンファレンス記録(看護師
　　間)　149
　――, 急変　61
　――, 血管外漏出　80
　――, 誤薬　70
　――, 今後の治療について医師より
　　説明があった場面　130
　――, 褥瘡　124
　――, せん妄　106
　――, 点滴の流量間違い　89
　――, 転倒・転落　56
　――, 糖尿病患者への食事指導
　　　　　　　　　　　96
　――, ドレーンの観察　117
　――, 配膳間違い　84
　――, 不安　111
　――, 慢性心不全患者への食事指
　　導　100
　――, 無断外出　66